Stéphanie Le Goyat

Le pouvoir du jeune

Longévité, cure détox et minceur

<u>Chapitre 1 : Introduction aux le jeûne intermittent :</u>

Êtes-vous comme des millions de gens qui ont essayé de nombreux régimes et plans de bien-être, d'une faible teneur en calories et à faible teneur en matières grasses et à haute teneur en glucides, de l'extrême restriction calorique, de manger 6 repas fréquents, et constaté qu'en dépit de toutes les promesses et les soi-disant "preuves", chacun était tout aussi inefficace que la dernière ?

Comme beaucoup de gens, vous êtes probablement malade de toute l'exagération. La dernière chose que vous voulez mettre votre temps et énergie à est encore un autre régime ! Si oui, c'est super, parce que ce que je m'apprête à partager avec vous n'est pas un régime. C'est pas une toute nouvelle invention de l'univers du fitness et ce n'est pas un autre nouveau mode de santé basé sur un fou, sans fondement. Au lieu de cela, c'est un secret pour la perte de poids, de la santé, de la jeunesse, la vitalité et la longévité qui s'enracine dans la connaissance antique de la façon dont nos corps se guérir, réparer, et de rajeunir eux-mêmes.

Ce secret était connue et utilisée par les grandes figures du passé, de l'ancien médecin grec Hippocrate, pour les guerriers de Sparte et au-delà. C'est ce qu'on appelle le jeûne intermittent, et il va totalement révolutionner la façon dont vous vivez, regarder, sentir et penser !

Bien qu'il a longtemps été oublié, il a été récemment redécouverte et devient rapidement l'une des manières les plus populaires pour brûler les graisses, de stimuler votre esprit, guérir votre corps, combattre la dépression, et donnez-vous le don de longévité.

Tout d'abord : Quel est exactement le jeûne intermittent ? Le jeûne intermittent (ou si) est essentiellement un terme pour une façon de perdre du poids, améliorer votre santé, de l'esprit, l'humeur, et de la longévité, par vélo régulièrement entre les périodes de jeûne et de périodes de non-jeûne (souvent appelé "alimentation"). Les gens confondent souvent le jeûne intermittent avec les régimes de restriction de calorie mais alors que si vous donne tous les avantages de perte de poids et santé de la restriction calorique, il le fait sans vous imposer avec les énormes fringales, paralysant la fatigue, et de calories constant qui font partie de la restriction calorique façon de manger.

Une autre chose qui définit si l'écart des autres plans de nutrition, c'est que c'est tout simplement pas un régime du tout. Les régimes sont difficiles à tenir, physiquement, mentalement, et émotionnellement épuisant, et très souvent assez ennuyeux, limitée et restrictive. Si est l'exact opposé - tandis que vous avez à réduire considérablement votre apport calorique, c'est seulement pour une très courte période de temps. Le reste du temps, on peut vraiment manger comme vous le faites normalement, sans se soucier de mesurer les grammes, les calories, et des parties. Si est différent parce que c'est une façon naturelle de la vie pour le corps humain. Nous avons toujours connu des périodes de nourriture abondante, souvent suivies de périodes où la nourriture était plus rare, de sorte que nos corps sont déjà pros à vélo entre le jeûne et l'alimentation. Va parfois de longues périodes sans prendre en tout état de calories n'est pas seulement une capacité que nos corps ont été faites avec, il s'avère que c'est aussi un fantastique mécanisme pour parvenir à tout, de la perte de poids pour une vie plus longue.

<u>Le jeûne n'est pas un territoire inconnu :</u> savez-vous que vous êtes déjà un plus rapide ? Vous ne pouvez pas le réaliser, mais chaque fois que vous la tête de lit, vous êtes pratiquant le jeûne intermittent, simplement en allant dormir !

Chaque minute de la dernier repas que vous mangez le soir tout le chemin jusqu'à votre premier repas de la journée suivante constitue une longue étendue de temps dans laquelle vous ne mangez-en fait c'est votre période de jeûne. L'étirement du temps de votre premier repas toute la manière jusqu'à ce que le dernier repas que vous mangez ce jour compose votre période d'alimentation. C'est un parfait exemple des principes du jeûne intermittent. Donc si vous avez l'habitude de manger votre dîner à environ 9 h et vous ne mangez rien d'autre jusqu'au petit déjeuner à environ 9h00, vous êtes en train de remplir une impressionnante 12 heure rapide, sans même y penser. Donc, comme vous pouvez vous voir, intermittent le jeûne n'est pas radical, quelques pas de nouveau régime. C'est en fait la façon dont nous en tant qu'espèce ont toujours vécu. La seule différence est que maintenant la science est enfin rattraper son retard. La recherche clinique a prouvé que si n'est pas simplement quelque chose que vous devriez faire quand la nourriture ou l'occasion de manger n'est pas disponible, mais plutôt une partie vitale de maintenir la santé et l'activité physique, mental, émotionnel et mettre en place et de son.

Alors que les gens ont jeûné pendant des milliers d'années dans un effort pour rééquilibrer leur corps et revigorer eux-mêmes, de nouvelles études montrent que le jeûne intermittent peut être le remède à bien des maux qui découlent de nos mouvementées, sur-nourris, sous-alimentées, et malsaines de vie moderne.

Nous avons maintenant des tonnes de données la sauvegarde de ce que savait toujours fasters antique : en plus de dormir, le jeûne peut être le plus important, plus revitalisante, plus intense que la réparation d'activités que vous pouvez faire pour votre corps et l'esprit.

Pourquoi rapidement ? Le Almost-Too Good-To Be-True-avantages de jeûne intermittent :

Quand s'est effectué correctement, il peut faire une multitude de choses vraiment étonnantes pour littéralement chaque partie de vous. Lorsque nous parlons de ce que le jeûne par intermittence vous aide à réaliser, il semble vraiment tout le corps et le cerveau wish-list. Si les avantages de l'abaissement et de contrôle comprennent votre glycémie, vous aide à perdre du poids, de réduire votre taux de cholestérol, vous donnant une énergie illimitée, pompage à votre cerveau, les pouvoirs et même l'extension de la durée de votre vie !

Avec des effets comme ceux-ci, ce n'est pas étonnant que si est devenu l'un des plus populaires des mouvements manger récemment, et comme de plus en plus de gens voir de réels résultats, souvent de perdre du poids qu'ils ont été tenaces à transporter pendant des années ou totalement inverser les maladies chroniques tout au long de la vie, c'est appelé à devenir encore plus populaire.

Bien que ce livre va en profondeur pour vous montrer à quel point Si peut totalement changer la façon dont vous regardez, l'ergonomie et le fonctionnement dans les chapitres suivants, prenons un moment pour examiner certains des effets étonnants que si peut avoir sur votre corps, l'esprit et de la vie :

Si vous aide à brûler la graisse du corps et perdre du poids sérieux :

C'est probablement le jeûne intermittent bien connus et de prestations puisqu'une grande partie de la masse de gens se précipiter pour essayer cette façon de manger le font afin de réaliser une perte de poids, c'est une bonne chose que si s'est avéré être une manière exceptionnelle à brûler les graisses et les hormones de réglementer tout en gagnant du muscle. Et étonnamment, il fonctionne beaucoup mieux que simplement la restriction de calories !

Si modifie la manière dont vos cellules du corps, les hormones et les gènes fonctionnent :

Qui savait que l'absence d'un repas pourrait faire tellement bon ? Chaque fois que quelqu'un pratiquant si ne mange pas pendant une période prolongée, un couple de vraiment intéressant, les choses commencent à se produire : la réparation des cellules, y compris l'équilibrage des niveaux d'hormones, comme l'insuline, et l'activation des gènes de protection des mécanismes qui vous aidera à devenir et rester en bonne santé plus longtemps. Le corps utilise essentiellement l'occasion d'aller sur les correctifs nécessaires et le recalibrage de lui-même.

Si pouvez éviter le diabète de type 2, d'améliorer considérablement la sensibilité à l'insuline, et de réduire la résistance à l'insuline :

Cette propriété de jeûne intermittent pourrait être le remède à l'une des plus meurtrières de toutes les maladies chroniques dans le monde. Le diabète de type 2 est devenu beaucoup trop commun et parce que les chercheurs croient maintenant que l'origine peut être trouvée dans la façon dont nous intensifier notre taux de sucre sanguin en prenant en calories au-delà de nos besoins physiologiques réels des corps, le jeûne peut s'avérer être une bien meilleure façon d'éliminer le diabète que des médicaments et autres traitements conventionnels.

Si pouvez super-charge de votre cerveau :

Oui, c'est vrai. Dans de nombreuses cultures partout dans le monde, limitant la quantité de nourriture que vous prenez dans tout en étudiant a toujours été considéré comme un moyen important pour alimenter les cellules du cerveau et d'améliorer la mémoire, et nous savons maintenant que c'est exactement ce que le jeûne intermittent n. Nous avons toujours su que ce que vous faites à votre corps, c'est ce que vous faites à votre cerveau. Des études animales ont montré que si vous souhaitez récupérer votre capacité d'apprendre, se souvenir, et même réguler vos humeurs, si vraiment est la voie à suivre.

Si l'inflammation est un puissant sucette et pouvez également kick le stress oxydatif hors de votre corps :

Si vous avez demandé un spécialiste du vieillissement à citer deux des plus grands facteurs dans le processus de vieillissement, les chances sont qu'il ou elle serait probablement point à un stress oxydatif et l'inflammation. Les deux de ces processus d'accélérer le vieillissement, en endommageant les tissus et cellules, et de partir des réactions en chaîne dans l'indésirable corps et l'esprit. Bien que ces processus sont joli beaucoup une partie inévitable de la vie, la bonne nouvelle est que le jeûne intermittent peut parer leurs pires effets tout en renforçant la capacité de votre corps à traiter avec eux, vous laissant à la recherche, les sentiments, et le fonctionnement youthfully pour beaucoup plus longtemps !

Si efface l'arriéré en matière de matériaux endommagés et dysfonctionnels dans votre corps :

Quand il s'agit de nettoyage de votre corps et le cerveau à l'intérieur de la forme, il s'avère que le jeûne est votre ami. Chaque fois que nous avons vite, il donne les cellules de notre corps la chance de commencer un processus d'auto-nettoyage appelé "l'autophagie" qui permet d'endommagé et non-fonctionnement des protéines et de l'accumulation de toxiques à éliminer. Il y a d'abondance de la preuve que ce processus aide à prévenir des maladies graves, améliore l'ensemble de notre système, et nous permet de se sentir monter

Si s'est révélé des capacités de guérison du coeur :

Vouloir écarter l'un des meilleurs tueurs ?

Ainsi, le jeûne par intermittence, même pour une brève période de temps est un excellent

moyen de lutter contre la maladie de coeur.
Avec sa capacité d'abaisser des niveaux de
triglycéride dangereusement élevé alors que
l'éducation de bon cholestérol HDL, et avec
ses puissants bienfaits anti-inflammatoires,
ajoutant seulement quelques jours de jeûne
intermittent à votre régime alimentaire
régulier est un moyen infaillible pour
protéger votre santé cardiovasculaire, à la
fois maintenant et dans le futur.

*Si peut être le cancer-cure les médecins ont
cherché depuis si longtemps :*
C'est vrai- le jeûne intermittent est si efficace
pour réduire le risque de cancer et de mettre

votre corps dans la meilleure position possible pour stopper la croissance cellulaire incontrôlée que les chercheurs demandent à la FDA d'approuver en tant que traitement du cancer. En plus de cela, si peut également détenir la clé pour aider les patients à faire face à la chimiothérapie.

Si ajoute des années à votre vie :

Avec tous les avantages énumérés ci-dessus, il n'est pas étonnant que le jeûne intermittent a également été trouvé pour aider à une variété d'organismes vivants ajouter des années de leur vie et de vivre bien au-delà de leur durée de vie "normale".

Mais il ne s'arrête pas là. Contrairement aux autres méthodes améliorant la longévité à l'épreuve, si a la capacité non seulement d'aider à prolonger la vie, mais plutôt de vous, plus sain, plus vitale et plus forte mentalement, même dans la vieillesse.

Manger ce n'est pas un buffet toute la journée et le jeûne n'est pas faim

En regardant cette longue liste d'avantages, il est difficile de croire que quelque chose de si simple, non invasif, et absolument libre pouvait guérir et protéger un si grand nombre de fonctions de votre corps et l'esprit. Cependant, même si la plupart des gens sont complètement séduits par la réputation, si il ya une chose qui souvent les empêche de s'engager à lui donner un coup de feu : la partie à jeun.

Nous avons été conditionnés à croire que nous pouvons aller n'importe où et rien sentir mais la faim. La faim a été donné une mauvaise réputation au sérieux par les grandes collations et restauration rapide des entreprises. Avec des publicités pour les aliments auxquels nous sommes partout, de la route à l'internet, il peut sembler comme "le jeûne" est beaucoup trop difficile d'un prospect de même essayer. C'est parce que nous avons été endoctrinés à croire que si nous manquons même un seul repas, nous sommes gravement nuire à notre corps.

La vérité, bien sûr, c'est exactement le contraire. Nous les êtres humains n'ont jamais fait de manger toute la journée sans cesse, tous les jours. L'alimentation est extrêmement complexe et de l'énergie prend du temps, et chaque fois que vous digérer les aliments, vous utilisez une combinaison de votre cerveau, vos hormones, les nerfs, le sang, les bactéries internes, et tous les organes de votre système digestif. Il n'est donc pas étonnant que vous donner une courte pause périodique de l'alimentation constante libère votre corps à se guérir lui-même, restaure votre énergie, l'humeur, l'acuité mentale, et juste généralement fait des merveilles pour votre bien-être.

Ne vous laissez pas entraîner dans le mythe que manger sain est fréquente. Il n'importe pas si vous êtes le labour à travers un sac de croustilles ou grignoter les bouquets de chou vert, si vous êtes manger trop souvent au cours de la journée, vous êtes absolument tuer votre corps ! La première question que me suis demandé par ceux à qui je recommande le jeûne intermittent un protocole est "mais je ne vais pas mourir de faim ?" La vérité est que le jeûne n'est pas de faim ! "Affamé" signifie souvent aller sans nourriture, habituellement par la force pour de très longues périodes de temps. C'est une désagréable, souvent douloureuse expérience. "Le jeûne", d'autre part, est tout simplement réduire votre consommation alimentaire ou d'aller sans nourriture pendant une période de temps limitée. Ceux qui la pratique, il vous dira qu'il se sent très bien, ainsi qu'en fournissant une liste d'avantages incroyables.

Génétiquement, nous avons toujours été faite à rapide. Les humains ont une capacité d'aller pour s'étend de temps sans manger, et quand nous le faisons, il se met en branle des mécanismes enracinés qui nous aident à survivre à ces périodes en stimulant nos fonctions physiques et mentales. Dire que nous avons besoin d'avoir toujours un en-cas rapide sur place afin de rester énergique et en bonne santé n'est pas seulement mauvais, il ignore totalement notre longue histoire et très sain de manger par intermittence en tant qu'espèce. Et surtout, aucune nourriture ou de limitation sur une abstinence si le plan est temporaire. Je dis toujours à garder les personnes que le jeûne n'est pas pour toujours, mais ses effets sont vraiment super. Une fois qu'ils le comprennent et commencer, ils ne jamais regarder en arrière !

Qui peut bénéficier d'un jeûne intermittent ?
Parce que le jeûne est une habitude pour les êtres humains, et parce que notre corps et notre esprit sont câblés pour être en mesure non seulement de survivre pendant les périodes de faible offre d'aliments, mais à réellement se développer et faire mieux que lorsque nous mangeons normalement, le

jeûne intermittent est un merveilleux traitement de perte de poids et la thérapie de guérison pour presque tout le monde. Il y a cependant, quelques exceptions importantes à garder à l'esprit.

La grossesse et le jeûne :

Je ne jamais recommander que les femmes enceintes rapidement. C'est parce que si vous êtes enceinte, votre corps est déjà occupé avec un travail très importantes et complexes. Vous êtes l'appui de la croissance d'un autre être, et vous êtes vraiment "manger pour deux", de sorte que toute contrainte de stress qui peuvent découler de façon intermittente le jeûne ne sont pas juste une grande idée au cours de ces neuf premiers mois difficiles.

Tandis que les tests n'ont pas abouti jusqu'à présent sur l'innocuité du jeûne pendant la grossesse, je conseille que vous pencher du côté de l'attention sur celle-ci et de reporter le jeûne pour plus tard.

Le diabète et le jeûne :

Quand il s'agit de ceux qui ont une maladie chronique comme le diabète, il est toujours important d'obtenir l'avis de votre médecin avant de procéder à un nouveau plan d'alimentation. Cela dit, cependant, j'aimerais distinguer ici entre le type 1 et le diabète de type 2. De nombreux diabétiques de type 2 ont trouvé le succès dans le contrôle et même leur état de guérison par le jeûne intermittent soigneusement contrôlé. Je vais dans les preuves scientifiques sur les effets positifs sur le diabète plus tard dans ce livre.

Cependant, avec le diabète de type 1, le jeûne intermittent n'est pas recommandé, et peuvent provoquer de graves complications, comme l'acidocétose diabétique. Pour cette raison, je demande instamment à tous les diabétiques de parler avec leur médecin sur le jeûne avant d'essayer, mais je veux vraiment insister sur le fait qu'il n'est pas du tout recommandé pour les diabétiques de type 1 à rapide par intermittence, à moins d'avis contraire de leur fournisseur de soins de santé.

La croissance des enfants et adolescents et le jeûne :

Quand le corps est en pleine croissance et le développement comme c'est dans l'enfance et le début de l'âge adulte, il est vital que vous l'appuyer en le passant une large variété de nutriments dans une grande quantité. En outre, parce que le jeûne intermittent déplace activement la production et la sécrétion hormonale, c'est pas recommandé pour les adolescents, comme elle pourrait avoir un impact sur les changements hormonaux qui se produit déjà à cette étape de leur développement.

Autres que ces exceptions, la grande majorité des personnes vont vraisemblablement bénéficier de jeûner incroyablement par intermittence, et sera en mesure d'accéder à des effets merveilleux, allant de l'efficacité de la combustion des graisses et des niveaux d'énergie, à un esprit plus clair et une meilleure santé, plus longtemps la vie !

La liste ci-dessus des effets étonnants de la fi n'est pas exhaustive et. Chaque personne qui tente si pour eux-mêmes qu'il constate qu'elle les affecte de façon positive dans les moyens qu'ils n'ont jamais prévu, de sorte que vous commencez sur ce parcours de guérison, vous aurez certainement voir si le recalibrage, le rééquilibrage, et guérir votre esprit et corps de façons qui n'ont même pas été mentionnées. C'est parce que le jeûne intermittent n'est pas une nouvelle façon de suivre un régime inconnu : c'est votre capacité innée, intégré à votre ADN en tant

qu'être humain. C'est pourquoi, une fois que

vous obtenez sur vos doutes sur votre

capacité à le maintenir, vous verrez comme il

est naturelle et instinctive.

Dans le prochain chapitre, nous allons être à

la recherche dans des histoires à propos de

personnages historiques célèbres qui ont

utilisé avec succès le jeûne et le jeûne

intermittent est longue et fructueuse histoire

que l'one-way de nombre pour guérir et

reconstruire une forte, mettre en place le

corps et l'esprit qui sont plein de vitalité et

de vigueur !

Chapitre 2 : l'histoire de jeûne Intermittent : Un ancien remède qui fonctionne encore aujourd'hui !

"Notre nourriture devrait être notre médecine. Notre médecine devrait être notre nourriture. Mais à manger lorsque vous êtes malade, c'est à l'alimentation de votre maladie."

Hippocrate, célèbre médecin de la Grèce antique et le "Père de la médecine occidentale"

Je vais vous poser une simple question : à quand remonte la dernière fois que vous avez faim ? Si votre réponse était un couple d'heures après le petit-déjeuner ce matin ou cet après-midi, lorsque les effets de déjeuner a commencé à disparaître, alors vous, comme la grande majorité des gens, n'ont jamais été vraiment faim.

Si vous avez remarqué, j'ai demandé quand était la dernière fois que vous avez faim, au lieu de quand était la dernière fois que vous avait faim.

Ce seul mot fait toute la différence, parce que dans nos temps modernes, la plupart d'entre nous se sentent constamment faim mais cela ne veut pas dire que nous sommes vraiment faim. Avec l'abondance de nourriture disponible facilement, des boissons hypocaloriques, et constant de grignoter entre les repas, c'est été depuis des générations, nous avons ressenti la faim véritable.

Alors, quoi de mal à cela, vous pouvez demander ? Après tout, n'est pas l'un des avantages de la vie moderne le fait que la nourriture est toujours disponible ? Un regard autour de vous et vous aurez la réponse à cette question. Aujourd'hui pas moins de 2,1 milliards de personnes dans le monde sont obèses, c'est un scandaleux 30 % de la population mondiale. Et ce n'est pas tout sur le poids. Les effets mortels de notre moderne "manger" toute la journée, tous les jours de vie commencent à exploser dans le monde, avec près de 2 millions de décès par diabète chaque année, 17,3 millions de décès causés par les maladies cardio-vasculaires par an, et plus de 10 types différents de certains des plus mortels étant liée à l'obésité ! Et c'est juste le corps-lorsque nous examinons les effets de tous que manger sur nos cerveaux, l'image devient encore plus inquiétant.

Alors que pendant des années, les chercheurs étaient perplexes sur la cause de la hausse rapide des taux élevés de maladies dégénératives de l'esprit telles que la maladie d'Alzheimer et Parkinson, ils ont maintenant établi un lien solide entre la prise de poids et le développement de ces services et tous les types de démence. En outre, nous savons maintenant que certaines zones du cerveau quand nous devenons véritablement réduire l'embonpoint, ce qui nous amène à avoir une mauvaise mémoire, fortement diminué la capacité d'apprentissage, et l'absence d'un bon jugement.

Pire encore, le mythe que nous sommes maintenant une population de "fat and happy" les gens a bel et bien été réfuté. La recherche montre que les niveaux de fortification du sucre de sang et l'insuline pauvres que nous cultivons avec nos fréquentes alimentation sont à l'origine de l'épidémie de dépression, avec 350 millions de personnes estimé aujourd'hui à souffrir d'une forme de dépression clinique dans le monde entier ! En fait, la dépression est aujourd'hui la première cause d'invalidité dans le monde.

Donc là vous l'avez : malades, graisse, et triste. Ces trois mots sont les fruits empoisonnés de notre nouveau mode de vie.

Mais il n'a pas toujours été le cas. Dans le passé, nous les hommes ont vécu des vies qui étaient totalement indemnes des maladies de "civilisation". L'obésité, les maladies coronariennes, le diabète de type 2, les maladies inflammatoires chroniques et ne sont pas et n'ont jamais été une partie de notre destin en tant qu'êtres humains. Au lieu de cela, nous avons créé en grande partie ces problèmes pour nous-mêmes en oubliant volontairement la connaissance ancienne de qu'une fois nous a permis de mettre en place, rapide, et exempts de maladie. C'est un secret qui a été transmise de philosophes, de médecins, mais c'est aussi quelque chose de l'homme commun ou une femme utilisée pour le savoir. Cette connaissance existe dans certaines sociétés, même aujourd'hui, mais n'est utilisé que dans le cas de l'extrême grave. Il a été écrit à propos de pendant des siècles, utilisé depuis des milliers d'années, et est simple, puissant et intensément la guérison. Ainsi pourquoi est-ce toujours un secret ?

La réponse, c'est parce que, cette connaissance est absolument gratuit. Vous n'avez pas à acheter les produits, prendre des pilules ou obtenir une ordonnance. Vous n'avez pas besoin d'un médecin de l'appliquer pour vous et vous n'avez pas besoin d' un formateur à l'enseigner à vous. Le fait est que, contrairement à beaucoup d'autres soi-disant secrets santé dehors là sur le marché aujourd'hui, personne n'en profite de ce plan financier. Ainsi dans cette ère de grands conglomérats et hautement monétisé la médecine, c'est vraiment pas étonnant que le secret de jeûne intermittent est étroitement tenue, plutôt que de se répandre.

C'est quelque chose que n'importe qui, n'importe où peut faire, naturellement, facilement et 100 % sur leur propre ! Il implique simplement l'abstention de nourriture pour une période de temps limitée, puis en mangeant normalement. C'est tout ! C'est aussi simple que cela, mais ne vous laissez pas tromper par la simplicité. Le jeûne intermittent peut être l'arme la plus puissante de nos corps et cerveaux ont contre les assauts des conditions chroniques qui nous ont laissé de mauvais, de l'embonpoint, et brisé physiquement et mentalement.

Le jeûne, en soi, est un comportement instinctif, enraciné qu'il est fait non seulement par les humains mais même par d'autres mammifères. En fait, quand presque tout type de mammifère devient malade, il tourne immédiatement à l'écart des aliments. Au lieu de cela, l'animal doit trouver une source d'eau et ne buvez de l'eau jusqu'à ce qu'ils sont guéris. Ils retourneront ensuite à manger normalement.

Si vous avez un chien de compagnie, alors vous avez probablement vu cette première main. Le moindre niveau de la maladie est assez pour rendre votre chien refuse absolument de se nourrir. C'est une partie d'une réponse protectrice naturelle parce que les animaux savent instinctivement que tout en mangeant sera souvent à l'origine de ce problème de s'aggraver, l'abstention de nourriture pour une courte période vous aidera à rééquilibrer leur corps et combattre la maladie quelle que soit ils sont confrontés.

C'est une réponse que nous avons également utilisé les humains à avoir mais de nombreux siècles de ternir nos réactions naturelles ont fait de la plupart d'entre nous incapables de se rappeler et utiliser la sagesse nous sommes nés avec.

Encore, même maintenant, dans presque toutes les cultures dans le monde, il reste des traces infimes de la sagesse du jeûne par intermittence pour la santé. Par exemple, avez-vous déjà entendu le dicton célèbre "affamer une fièvre" ? Cette sage maxime n'est pas seulement une des histoires de bonne femme. En fait, il est basé sur le fait bien réel que les fièvres ne sont un signe de perte de contrôle de l'inflammation, et que manger lorsque vous rencontrez une fièvre, l'inflammation de faire rage pendant plus longtemps, tout en éliminant la nourriture pour une courte période sera effectivement travailler pour refroidir l'inflammation qui est à l'origine du problème.

Et maintenant la science nous montre que c'est bien vrai : une étude néerlandaise a démontré que le jeûne tout en souffrant d'une fièvre a travaillé sur le système immunitaire pour arrêter la fièvre dans ses voies. Ce n'est qu'un petit exemple de la puissance curative de jeûne intensément.

Chaque fois que nous aller sans nourriture pendant une période de temps prolongée, nous sommes littéralement la reconfiguration, le nettoyage ethnique et le redémarrage de nos systèmes. Ainsi, quand je vous ai demandé ci-dessus, "À quand remonte la dernière fois que vous avez faim ?" ce que je voulais dire "À quand remonte la dernière fois que vous avez donné votre corps et l'esprit de l'incroyable don de guérison de la faim ?"

Le jeûne intermittent dans l'histoire

Le jeûne intermittent a une longue et riche histoire enracinée dans de nombreuses nations et les sociétés à travers le monde. Il a été utilisé par les princes et les pauvres gens, Nobles et roturiers. Mais à cause de ses résultats, il a également été étudié et pratiqué par certains des plus célèbres penseurs, médecins, et les créateurs de tous les temps. Jetons un bref coup d'oeil à ce que certains des plus célèbres dans l'histoire des individus était au courant le jeûne par intermittence :

Saviez-vous qu'Hippocrate, le plus célèbre médecin de la Grèce antique et d'un homme dont le travail a une incidence telle qu'il est aujourd'hui reconnu comme le "Père de la médecine occidentale", était un passionné de panne intermittente plus rapidement ? Hippocrate préconisait le jeûne afin de guérir toute forme de maladie, et c'est lui-même qui utilisent souvent le jeûne intermittent pour rétablir son bien-être. Hippocrate était bien connu pour le jeûne de sept à dix jours à la fois. Il ne prescrivent souvent des jeûnes semblables à ses patients. C'est de ce grand homme de la médecine que nous avons l'un des plus importants les citations sur le jeûne dans l'histoire médicale : "Tout le monde a un médecin en lui ; il nous suffit de l'aider dans son travail. La force de guérison naturelle à l'intérieur de chacun de nous est la plus grande force de guérison."

En tant qu'intermittente régulière plus vite, Hippocrate a été en mesure de maintenir sa bonne santé et vitalité jusque tard dans sa vie. Il est l'un de nos premiers exemples de la puissance de l'extension de vie de jeûne. Bien que certains records date sa mort d'être à l'âge de 90 ans, d'autres montrent qu'il a vécu jusqu'à l'âge vénérable de 100 !

Cette force de guérison naturelle qui a parlé d'Hippocrate est la capacité innée de rapide pour certaines périodes de temps, ce qui nous permet de véritablement guérir nos corps par la maladie, l' obésité, la fatigue et le vieillissement, et notre cerveau contre les dommages, en diminution, et le dysfonctionnement. Hippocrate et n'était pas seul à comprendre les avantages du jeûne. Platon, le célèbre philosophe, utilisé le jeûne pour affiner son processus de pensée, même déclarant "Je rapide pour une plus grande efficacité physique et mentale."

Du 2ème siècle, médecin et philosophe Galen pratiqué la médecine parmi les classes supérieures de Rome et fut également le médecin personnel d'empereur Commode. Parce que les Romains de la cour de l'empereur étaient connus pour trop de trop manger), cela a donné Galen l'occasion de vraiment voir de près les dangers de festin et fréquente l'a aidé à comprendre comment le jeûne pouvait guérir et refroidir les nombreuses maladies inflammatoires causés par l' alimentation constante. Galen souvent prescrits et utilisés, jeûnes intermittent et sa vie et son travail a grandement contribué à notre compréhension de la guérison. Les deux Galen et Platon vivait très longtemps, avec Galen mourir à l'âge de 87 ans et de Platon qui meurt à l'âge de 84 ans, apparemment en bonne santé et saine d'esprit. À partir de la Grèce antique à l'époque médiévale et au-delà, nous avons toujours su que le jeûne intermittent peut aider notre corps et l'esprit de fonctionner correctement et qu'il peut même ajouter des années à notre vie.

Comment le jeûne peut vous aider à vivre jusqu'à 100 : l'incroyable Cas de Luigi Cornaro

En 1504, un noble Vénitien du nom de Luigi Cornaro réside dans son lit prépare à mourir. Il n'avait que 40 ans. Il était un homme puissant, riche et avait les services des meilleurs médecins de l'argent pouvait acheter, mais personne ne pouvait lui sauver la vie.

Il avait vu tous les meilleurs médecins de Gênes, et tous étaient convaincus que sa maladie était absolument incurable. L'un médecin, toutefois, se sont présentés et ont donné les Luigi conseils simples qui l'a secouru d'une mort précoce. À partir de l'interrogatoire et l'examen de Luigi, ce médecin a été en mesure de reconnaître le problème. Comme un jeune noble, riche, Luigi avait accès à la bonne vie, et cela signifiait qu'une quantité illimitée des meilleurs aliments et boissons, non-stop. Le médecin a dit à Luigi que s'il voulait vraiment vivre passé 40, il faudrait éliminer son habitude de fréquents, toute heure de manger. Comme toutes les maladies chroniques plus de filtreurs, Luigi la difficulté avec la notion de ne pas manger toute la journée, tous les jours, mais la proximité de la mort imminente l'ont forcé à prendre ses conseils du médecin. Très rapidement, Luigi, passé d'un excès de poids, surcharge, aigri, et très enflammé l'homme à la fin de sa vie à un maigre, mettre en place, de nombreuses dynamiques qui a été en mesure de profiter de sa vie pleinement. La différence, au lieu de se gaver sur les nombreuses fêtes apprécié par ses pairs à l'époque, Luigi sauvé son corps par re-enseignement il comment rapidement !

Pendant de longues périodes de temps, il a admis lui-même que 420 grammes de nourriture par jour, composé d'éléments tels que les œufs, la viande et le poisson et soupe de légumes, et divisée en deux repas. Luigi's fast était en fait très similaire à la jours de jeûne prescrite sur le 5:2 fast que j'explique dans un autre chapitre de ce livre.

Il est bientôt en mesure de quitter son lit et de commencer une nouvelle vie de santé et de vitalité. Il a maintenu ces excellents résultats jusqu'à ce qu'il était de 78. En ce moment, comme c'est souvent le cas pour ceux qui tentent le jeûne, ses amis proches et les membres de la famille l'a convaincu d'abandonner ses longs jeûnes et au lieu de manger aussi souvent qu'il aimait. Luigi est retourné à la nature de la non-stop, tous les jours que l'alimentation chronique lui avait causé tant de douleur des décennies avant, et il ne fallut pas longtemps avant qu'il sentit les effets terribles. L'impression d'être plus malade, faible, fatigué, lourd et qu'il ne l'avait depuis des années, Luigi était sur le point de mourir encore une fois. Il souffrait d'une rage de la fièvre, des connaissances médicales qui nous dit maintenant est un signe d'inflammation.

Il savait qu'il devait prendre des mesures radicales avant que les effets de ses excès l'ont traîné de nouveau à son lit de mort. Il a commencé à nouveau aussi rapide et merveilleusement, bien qu'il était beaucoup plus âgé qu'il ne l'avait été la première fois qu'il a essayé le jeûne à 40, il a travaillé exactement de la même manière ! Luigi retrouvé la santé et la vigueur et était capable de vivre bien au-delà de toute attente, même son propre. Il avait toujours voulu vivre à l'âge de 100 ans, mais en raison de la revitalisation des avantages de ses longues périodes de jeûne qu'il a été en mesure de dépasser cet objectif, vivant jusqu'à l'âge de 103 ans et mourir paisiblement, comme il dormait dans son fauteuil à bascule. Au moment de sa mort, Luigi Cornaro avait bénéficié d'une longue, riche et dynamique, la vie, à l'abri de la maladie, sauf lorsqu'il a commencé à manger des repas fréquents toute la journée avec l'abandon.

Par le jeûne, Luigi avait trouvé la fontaine de jouvence que nous recherchons tous si désespérément, et avait aussi découvert que non seulement le jeûne avait pris son corps plus en forme, il a également conservé toutes ses facultés. Jusqu'au jour de sa mort, il a pu voir et entendre parfaitement.

Bien que c'était un centenaire, il n'a jamais eu de toute la sénilité et possédait une mémoire exceptionnelle jusqu'à la fin. Dans le monde d'aujourd'hui où nous avons régulièrement voir des gens atteint de la maladie d'Alzheimer et autres formes de démence et la perte de mémoire qu'à 50 ans, Luigi Cornaro est étonnant voyage en santé tout au long de la vie est un exemple pour nous de la façon dont le jeûne intermittent puissant peut traiter nos corps, d'aiguiser notre esprit, et d'étendre nos vies !

Peu d'histoires mettent en évidence les pouvoirs de guérison le jeûne intermittent comme le cas de Dr. Otto Buchinger. Le Dr Buchinger a été un médecin allemand et un pionnier de l'utilisation du jeûne comme un traitement médical. Bien que son père avait voulu qu'il soit un avocat, Buchinger est passionné par l'étude de la médecine. Après avoir reçu un doctorat, il a travaillé comme médecin de la marine pendant la Première Guerre mondiale. Mais peu de temps après la réalisation de son rêve, tout s'est écroulé autour de lui en 1917. Au milieu d'une carrière médicale prometteuse Buchinger, a été frappé par une grave maladie : infecté rhumatisme affectant ses articulations.

Le rhumatisme infectés répartis dans les articulations de son corps si rapidement qu'il n'était qu'un court moment avant qu'il s'est trouvé complètement incapable de bouger. La tragédie des jeunes médecin n'avait pas d'autre choix que de quitter son poste. Dans une douleur extrême et complètement désactivé, il chercha une solution médicale du médecin après médecin, mais n'a trouvé aucun espoir. Enfin, lorsqu'avaient perdu toute confiance dans les traitements conventionnels, il a commencé à chercher d'autres options de traitement.

Ceci amène au bureau du docteur Riedlin, un médecin qui était connu pour l'utilisation de thérapies jeûne intermittent pour soigner ses patients. Le Dr Riedlin Buchinger a examiné et immédiatement placé sur un cours de jeûne. À partir de ce moment, le jeune médecin a changé la vie. Il a commencé à se rétablir rapidement à mesure que le traitement de jeûne refroidi, calmé, et éliminé les causes de son douloureux inflammatoire et débilitante. Bientôt, il a été en mesure de se déplacer librement à nouveau, et il ne pouvait pas croire qu'il suffit de jeûner pendant des périodes limitées pourrait inverser et guérir ce que les médecins n'ont pas pu traiter ! Par la suite, il allait écrire que recevant le traitement que le jeûne lui a sauvé la vie.

C'est à ce moment que le Dr Buchinger est devenu très impliqué avec apprendre plus au sujet de l'histoire ancienne du jeûne et de l'utilisation de ces connaissances pour élaborer une méthode de jeûne intermittent qui pourraient fournir aux patients, qui comme lui avait dit leurs conditions étaient sans espoir, avec le jeûne médical efficace des traitements. Il a ouvert son propre jeûne cliniques médicales, où plus de 250 000 personnes ont bénéficié de la même guérison incroyable que le Dr Buchinger a vécu lorsqu'il a essayé son premier rapide. Le Dr Buchinger a connu le fait de voir autant de patients guéris de leurs maux par le jeûne avec un minimum de calories pour une période limitée qu'il a même appelé le jeûne "l' opération sans chirurgie" !

Selon Buchinger, le jeûne permet à chaque personne d'activer les pouvoirs d'auto-guérison innés dans l'organisme. J'ai vu c'est vrai dans de nombreux cas, aujourd'hui, maintes et maintes fois. N'importe comment fonctionner vers le bas ou de désespoir vous pensez que votre condition est, une fois que vous commencez ce voyage pour la santé par le jeûne intermittent, je puis vous assurer que vous verrez les mêmes avantages que nous les humains ont toujours acquise grâce à cette ancienne pratique de guérison.

Inscrivez-vous à moi pour les sections suivantes, où nous allons examiner les différentes façons de jeûner par intermittence, les avantages de chacun, et dont l'un est bon pour vous !

Après avoir vu tant de gens, la lutte, l'essayer et échouer dans la perte de poids après une perte de poids gimmick faddy gimmick, je ne crois pas aux régimes alimentaires. Comme je l'ai expliqué avant, le jeûne intermittent n'est pas un régime. Au lieu de cela, c'est un modèle d'alimentation est tout à propos de la réservation et non pas a propos de constant compte de calorie. Il ne s'agit pas de boissons préemballés et coûteux, généralement une mauvaise "perte de poids", ou des sommes ridicules que l'exercice de travail moyenne personne ne sera jamais capable de trouver le temps de remplir. Il s'agit de reprendre le contrôle de quand vous mangez, au lieu de s'appuyer sur des idées dépassées sur "3 repas jour" ou "fréquemment plusieurs petits repas tout au long de la journée". La plupart des gens ont passé leur vie à l'écoute de l'avis d'un livre de régime contradictoires après l'autre et se sentent complètement dérouté et impuissants. J'ai écrit ce guide pour vous dire que vous n'êtes pas impuissant, et que, avec le jeûne intermittent, vous pouvez reprendre le contrôle de votre poids, de la santé, de l'humeur, et l'esprit. Non seulement cela, mais vous pouvez le faire sans aucun matériel sophistiqué ou hyped vers le haut qu'on appelle super-aliments. Au cœur de celui-ci, vous avez besoin de votre corps et d'une horloge ou d'une montre. C'est vraiment !

Maintenant, il y a plusieurs façons de faire le jeûne intermittent. Certains moyens sont nettement meilleurs que d'autres, de manière scientifique, et en à mon avis, mais avant d'entrer dans chaque, sachez que n'importe quel type d'intermittent fast est beaucoup, beaucoup mieux que le calendrier de l'alimentation typique ainsi bon nombre d'entre nous sont sur, et aussi à des années-lumière mieux qu'aucun des nombreux plans de régime dehors là.

Cela dit, j'admets, je n'ai favoris parmi les divers types, et je crois aussi que certains types ne fonctionnent pas aussi bien que d'autres pour la grande majorité des gens. Cependant, je tiens à inclure les types les plus populaires de Si dans ce livre pour vous permettre d'obtenir une compréhension claire de chaque méthode et de faire un choix éclairé sur la méthode qui fonctionne le mieux pour vous. En outre, beaucoup de gens commencent par intermittence le jeûne en utilisant une méthode, puis progressivement passer à une autre méthode de si, jusqu'à trouver ce qui convient à leur corps et les horaires plus.

Donc, dans ce chapitre et les suivants, nous allons étudier les 5:2 rapide, les 24 heures d'arrêt manger manger vite et le Guerrier rapide. Ces horaires sont différentes, chacune des recommandations nutritionnelles, et les règles, mais ils peuvent tous être utilisés comme formes de jeûne intermittent, et chaque livre la grosse brûlure intense, l'inflammation, la trempe, et l'esprit Résultats de compensation qui font partie intégrante de SI.

Commençons !

Le 5:2 rapide : comment perdre du poids en mangeant ce que vous voulez la plupart du temps !

Premièrement, nous avons le classique 5:2 rapide, également connu comme "le rapide" de deux jours. Ce type de jeûne intermittent est plus largement reconnu que les autres variétés. Son nom vient de son jeûne et le cycle d'alimentation. Sur le 5:2, en gros, vous mangez comme vous le font toujours pour cinq jours de la semaine, alors que "le jeûne" en réduisant votre apport calorique d'environ 500 calories pour les femmes et 600 calories pour les hommes pour deux jours de la semaine.

Un point important est que vous ne devez jamais rapide sur deux jours consécutifs de la semaine. Ainsi, par exemple, si vous avez choisi un lundi comme premier jour de jeûne, vous devriez faire suivre d'une alimentation normale le mardi et choisissez l'un des autres jours de la semaine pour votre deuxième jour de jeûne. Sur le 5:2 rapide, un homme moyen et la semaine se présente comme dans le jeûne en consommant seulement 600 calories dans les aliments et les boissons, le lundi d'habitude de manger son repas d'une valeur de 2500 calories, le mardi, le jeûne à nouveau sur 600 calories mercredi avant de passer du jeudi au dimanche de manger son habitude 2500 calories chaque jour. C'est peut-être ce qui rend ce type de jeûne si populaire. Il n'est pas comme un régime qui vous dit de limiter ou réduire votre apport en calories chaque jour de la semaine. Au lieu de cela, c'est une stratégie de l'alimentation qui vous permet de manger comme vous l'avez toujours fait pour cinq des sept des jours de la semaine, et seulement vous demande de limiter vos calories pour deux jours de la semaine. Beaucoup de gens aiment la liberté cela leur donne, leur permettant de faire un sacrifice pour un court laps de temps et profiter de la récompense d'être en mesure de manger normalement pour le reste de l'époque.

Sonne bien, non ? Mais est-ce que cela fonctionne ?

Pour répondre à cela, allons dans le genre de résultats le 5:2 produit rapide.

Avantages de la 5:2 Fast

Sur les deux jours où vous mangez de 500-600 calories par jour, votre corps se rend compte qu'il n'est pas obtenir assez de carburant pour les repas, que fait-il ? Premièrement, il utilise tous l'urgence glycogène stocké dans votre foie, et quand qui s'épuise, il est occupé à brûler vos réserves de graisse pour l'énergie au lieu. De toute évidence, ce conduit à la perte de poids, parce que votre graisse emmagasinée devient votre seule source de carburant.

Mais comment cela peut-être, considérant que vous mangerez normalement sur les 5 jours de la semaine ? Eh bien, voici la partie intéressante de la 5:2 rapide.

Les études réalisées par Valter Longo, biologiste à l'Université de Californie du Sud, montrent que dans l'expérimentation animale, lorsque les sujets de test rapide pour des périodes limitées et la frénésie de nourriture lorsqu'ils ne sont pas le jeûne, ils parviennent encore à perdre du poids ! Et c'est exactement ce que les gens qui vont sur le 5:2 Fast find-que malgré le jours ils jeûnaient en mangeant une grande quantité sur la non-jours de jeûne, ils sont réellement tomber livres et de se sentir mieux. Donc en gros, si les 5:2 fast avait une devise, ce serait, "Perdre du poids en mangeant la même quantité de nourriture."

Mais avant de vous lancer dans cette rapide de tout coeur, gardez cela à l'esprit : juste parce que vous aurez toujours perdre du poids si vous mangez seulement 500-600 calories pour un couple de jours et la frénésie sur la restauration rapide pour le reste de la semaine ne veut pas dire que c'est recommandé. Et la plupart des gens ne sont pas en ce qui concerne ce type de jeûne intermittent parce qu'ils veulent manger une quantité illimitée de la malbouffe. Au lieu de cela, ce n'est si populaire car elle permet aux gens de vivre sans les restrictions constantes des régimes amaigrissants et leur donne l'opportunité de passer la plus grande partie de leur semaine de manger jusqu'à ce qu'ils sont entièrement satisfaits, plutôt que de passer les sept jours de la semaine sur un régime alimentaire très restrictif, irréaliste que les laisse affamé, fatigué, misérable, et peine à voir les résultats.

Et il y a un autre effet étonnant de jeûne le 5:2-way la suppression de l'appétit ! Après seulement quelques semaines sur ce type de rapport rapide, les gens qui bien qu'ils pensaient qu'ils seraient absolument insatiable sur leur non-jeûne jours, ils ont un meilleur contrôle de l'appétit, et de leurs envies de sucré, carb-laden aliments sont presque complètement éliminés. Et ce n'est pas seulement un changement momentané. Les résultats montrent que ceux qui ont jeûné par intermittence sont capables d'éviter la sensation de faim et les envies de malbouffe longtemps après leur première période de jeûne. Il semble que le 5:2 quelques œuvres sur votre esprit et votre corps à produire des sentiments de satiété et en augmentant votre sensibilité à l'insuline, elle vous permet d'être libérés de l'énorme envie de glucides et des collations sucrées qui sont à la racine de laquelle tant de régimes échouent.

Si vous êtes une des nombreuses personnes qui sont plus qu'heureux de dure avec une couple de jours à faible teneur en calories chaque semaine, afin d'être exempts de restrictions concernant les cinq autres jours de la semaine, ce plan est parfait pour vous.

Cependant, vous trouverez peut-être difficile de s'adapter à la vie sur 500-600 calories au début, et vous voudrez peut-être de soulager dans le 5:2 rapide par une diminution progressive du nombre de calories que vous mangez sur jours de jeûne. Beaucoup de gens ont trouvé le succès avec se limitant à 800 calories au début et puis aller encore plus bas jusqu'à ce qu'ils se sentent à l'aise le jeûne à 500-600 calories.

Comment puis-je partager mes repas sur jours de jeûne sur le 5:2 rapide ?

Comme vous le savez, toutes les méthodes de jeûne intermittent sont centrées sur le calendrier, de sorte que lorsque vous choisissez d'ingérer votre 500-600 calories sur jours de jeûne est très important. Je me suis souvent conseiller aux gens d'entamer ce type de restauration rapide à diviser leurs calories en deux repas parce que d'essayer d'espacer un aussi petit nombre de calories tout au long de plusieurs repas ne fera que vous vous sentirez satisfait et peut finir par déclencher votre faim plutôt qu'il rassasiant. Le meilleur moyen d'y parvenir est d'avoir un repas à environ 12 heures qui utilise la moitié de vos calories et puis trois à quatre heures avant votre heure du coucher normal, manger la deuxième moitié de vos calories. Donc si vous êtes sur le régime de 600 calories, cela signifierait un déjeuner qui contient 300 calories et un dîner qui se trouve en un autre 300 calories. Votre repas du midi vous donnera le combustible pour passer à travers votre journée normalement et votre début de repas dîner va vous empêcher de souffrir de la faim et de l'insomnie de fin de nuit.

Vous pouvez également compléter ces repas principaux sans calories boissons comme le café, le thé noir, le thé vert et les tisanes, ainsi que quelques bâtons à mâcher de la gomme sans sucre pour garder la bouche occupé et aider à passer le temps. Dans le cas où vos repas principaux viennent dans un peu moins de votre admis de calories, n'hésitez pas à utiliser ces calories supplémentaires pour ajouter un nuage de lait ou une petite cuillère de miel à votre café ou thé.

Pour des raisons fondées sur votre modèle naturelle de l'organisme de sécréter l'insuline qui je vais expliquer en profondeur dans les chapitres suivants, je ne jamais recommander vous manger le petit déjeuner rapide comme l'un de vos repas quotidiens.

Vous trouverez vous-même se sent beaucoup mieux et plus fort si vous répartissez votre apport en calories entre le déjeuner et le dîner, et vous serez également prolonger le tronçon entre les repas, vous permettant de brûler encore plus de graisse.

Donc ce qui rend les 5:2 Quelques différents de régimes à faible teneur en calories ?

Eh bien, la différence la plus importante est qu'avec 5:2, vous êtes seulement manger des repas à faible teneur en calories pour deux jours au lieu de tous les jours de la semaine.

Il est donc beaucoup plus facile de s'en tenir avec et aussi, curieusement, ceux qui jeûnent sur seulement deux jours actuellement afficher plus de perte de poids que ceux qui limitent leurs calories chaque jour ! Une autre différence est dans le fait qu'il n'y a pas d'aliments "interdits" sur le 5:2 rapide, pas compte de calorie pour la majorité de votre semaine. Lorsque vous êtes sur un jour de jeûne, vous êtes encouragé à manger comme vous le faites habituellement.

Comme je l'ai mentionné, cela ne signifie pas nécessairement en allant tout droit pour votre plus proche de restauration rapide, mais cela signifie avoir beaucoup plus de liberté et flexibilité. Sur le 5:2 rapide, vous pouvez facilement aller dîner avec des amis sur un jour de jeûne, un fossé le compte de calorie, et oublier la taille des portions. Aussi longtemps que vous êtes sûr de manger à l'intérieur de vos lignes directrices pour les deux jours de jeûne, le non-jeûne jours sont à votre disposition à peu près comme vous s'il vous plaît. C'est pourquoi les gens trouvent 5:2 de manière beaucoup plus efficace que d'autres plans de perte de poids, et pourquoi ils l'adoptent comme un mode de vie qui offre des résultats durables et pas seulement une solution temporaire.

Mes conseils pour un bon 5:2 rapide :

Bout # 1 : Pensez aux protéines et plantes sur 5:2 quelques jours même s'il est effectivement possible de fast sur 500 calories de glucides pur, c'est sûrement pas une bonne idée et qu'il finissent par saboter votre perte de poids à long terme et la santé par dopage l'insuline massive de presse. Je recommande que vous pensez que la plupart des protéines végétales" et "lorsqu'il s'agit d'un repas que vous avez sur vos jours de jeûne. De cette façon, vous vous sentirez nourrie de l'expérience, des niveaux inférieurs de la faim, et vous serez en maximisant la santé et la perte de poids

puissant avantages de votre rapide !

Astuce # 2 : hydrater Je mentionne cela tout

au long de ce livre, car c'est l'une des choses

les plus importantes que vous pouvez faire

pour rendre votre jeûne efforts bien payer.

Ne pas saboter votre fast en permettant de

devenir déshydraté. Au lieu de cela, a votre

métabolisme brûler les graisses et vous tenir

à l'abri, énergique et ciblée, en buvant au

moins huit verres ou deux litres d'eau par

jour sur jours de jeûne. Si vous serez à

l'extérieur ou en faisant le levage lourd,

ajouter un peu plus pour être sur le côté sûr.

Astuce # 3 : Rendre plus facile sur vous-même par la préparation à l'avance contrairement aux autres méthodes de jeûne, parce que vous allez consommer une certaine quantité de calories sur vos 5:2 quelques jours, donnez-vous la meilleure chance de succès en vous assurant que vous avez repas et boissons préparés à l'avance. De cette façon, il n'y aura pas de place pour des erreurs de calories ou des tentations à l'origine de vos rapidement pour venir à une halte de meulage.

Astuce # 4 : Spice It Up Même si vous avez seulement une très petite quantité de calories à jouer avec sur vos jours de jeûne, vous pouvez toujours faire des repas vraiment satisfaisant par l'ajout d'aucun ou peu de calories saveurs, comme des épices ou un filet de citron. Vous serez étonné à combien plus vous apprécierez votre petit repas quand il a un peu de piquant et zing ajouté à cela !

*Astuce # 5 : ne pas perdre Cœur sur jours de jeûne qu'*il peut être un peu plus difficile à coller avec un 5:2 rapidement parce que vous mangez de petites quantités d'aliments qui sont souvent juste assez pour stimuler votre appétit mais pas assez pour remplir votre compte. Prenez une profonde respiration et se rendre compte que la sensation de faim sont un rappel que votre corps est sur le point d'entrer dans tous les merveilleux processus qui accélérer la réparation cellulaire, augmenter massivement la perte de poids, ralentir le processus de vieillissement, de guérir le diabète et autres maladies chroniques, et de prévenir le cancer. La sensation de faim sont vous faisant savoir que vous êtes sur la bonne voie : continuez et n'oubliez pas, vous avez cinq jours sans rapide en perspective !

Si vous êtes à la recherche d'une plus courte, plus ciblée à fast, lisez la suite pour le prochain chapitre, où nous allons découvrir un type de jeûne intermittent qui vous donne des résultats en seulement 24 heures !

Chapitre 4 : La réception ouverte rapide : "Manger arrêter manger" votre chemin à un meilleur corps, avec aussi peu qu'un jour de jeûne !

Alors que le 5:2 fast a fait des merveilles pour beaucoup de gens, il y en a encore qui trouvent le besoin de rester à l'intérieur d'un ensemble limite calorique sur jours de jeûne un inconvénient majeur du plan.

Si vous êtes à la recherche ou d'une façon de perdre du poids, conserver le muscle, et maintenir des niveaux élevés de l'énergie, sans avoir à compter les calories ou de restreindre l'alimentation, alors je recommande l'arrêt de manger "manger" le chemin du jeûne, autrement connu comme le fast 24 heures. Cette façon révolutionnaire de jeûne par intermittence fournit ceux qui l 'utilisent avec un plan très simple : vous rapide pour l'ensemble d'une période de 24 heures, une ou deux fois par semaine, en fonction de vos objectifs de perte de poids et la rapidité avec laquelle vous souhaitez déposer les livres.

Contrairement à la méthode 5:2 le jeûne, avec arrêt Manger Manger, pas de calories sont consommées durant cette période de rapide 24h/24, ce qui en fait un plus puissant, concentré type de jeûne intermittent. Cependant, vous êtes encore capable de boire beaucoup de non-calorique des boissons comme le café, le thé noir et vert et de tisanes. La plupart des personnes qui suivent cette méthode de jeûne le souhaitez à rapide à partir de 18h00 la nuit précédente jusqu'à 18 h le soir suivant en faisant un plein 24 heures sans l'apport calorique. Cependant, il y a suffisamment d'espace pour jouer avec le temps, aussi longtemps que vous assurez-vous de manger votre dernier repas au moins trois heures avant votre heure du coucher, pour assurer un bon métabolisme et la santé. Après la période de 24 heures est plus rapide, il vous suffit de retourner à manger comme normal !

En fait, le créateur de ce régime rapide vous conseille vraiment d'agir comme si vous n'avez pas jeûné à tous. Vous ne devez pas réduire votre apport calorique, restreindre ou modifier vos habitudes alimentaires. Et pourtant, avec juste un ou deux jours de jeûne par semaine, vous voyez toujours des résultats étonnants que beaucoup manger arrêter manger fasters dire dépasse de loin la perte de poids qu'ils ont obtenus sur les plans de régime alimentaire faible en calories.

Un mot de prudence, cependant, une fois que les fasters voir l'accélération de la perte de poids que ce type de produit le jeûne intermittent, ils sont souvent tentés de faire dos à dos, jeûnes ou pack en plus de deux périodes de jeûne d'une semaine. Arrêter Manger Manger directives sont très claires à ce sujet : ne jamais porter hors de votre système et votre métabolisme par le jeûne sur deux jours consécutifs, et ne jamais faire plus de deux jeûnes dans une période de sept jours. Non seulement c'est contre-productif, car il peut envoyer des signaux de détresse à votre corps qui finissent par ralentir votre réponse de combustion des graisses vers le bas, c'est également inutile, car même un un jour par semaine 24 heure fast est suffisant pour créer un déficit calorique de 10 % et vous laisser beaucoup plus mince et plus en forme dans le processus.

Comment cela fonctionne-t-il ?

Arrêter de manger Manger travaille principalement pour deux raisons : l'une est le fait indéniable que la suppression d'un ou deux jours de manger de votre semaine va finir par couper beaucoup de l' apport calorique de votre consommation globale. Disons par exemple que vous avez l'habitude de manger 2500 calories par jour. Ce serait 17 500 calories en 7 jours. Cependant, avec l'arrêt de manger manger le jeûne intermittent méthode, vous seriez de retirer jusqu'à deux jours de manger de votre semaine, les coupes 5000 calories de votre consommation de la semaine, vous laissant avec seulement 12 500. Parce qu'il est communément accepté que vous avez besoin de couper 3 500 calories pour perdre une livre de poids, ce serait déjà assez pour vous voir perdre près d'une demi-livre de poids corporel par semaine. Cependant, ce n'est pas vraiment toute l'histoire.

La majorité des fasters sur l'arrêt de Manger Manger rapport méthode perdre plus de poids que de simplement d'une demi-livre par semaine, certains percevant une perte de poids de jusqu'à 2 ou 3 livres par semaine, même s'ils sont seulement la réduction de 5000 calories de leur total hebdomadaire. Accordée, dans les premières semaines, une grande partie de c'est en fait le poids de l'eau stocké jusqu'en raison d'une inflammation des tissus, mais comme le jeûne commence à réduire l'inflammation systémique, poids réel est également perdu.

De plus, ils n'éprouvent pas l'énorme perte de muscle que la plupart des personnes à la diète pour perdre du poids. Au lieu de cela, beaucoup d'arrêter manger Manger fasters trouver que lorsqu'ils exercent, ils d'acquérir et de maintenir la masse musculaire plus facilement à la suite de leurs périodes de jeûne. Donc, si la réponse n'est pas purement dans la réduction de l'apport calorique, puis ce qui est derrière l'amélioration de la perte de graisse et de masse musculaire que cette méthode fournit ?

Cela nous amène à la deuxième raison pour laquelle l'arrêt de Manger Manger et toutes les méthodes de jeûne intermittent fonctionnent si bien, mieux, dans la plupart des cas, même les plus stricts que les régimes alimentaires. Le jeûne pour une longue étendue de temps (n'importe où de 16 à 24 heures) entraîne des changements physiologiques dans notre corps qui semblent frapper le bouton de réinitialisation sur l'ensemble de nos fonctions, ce qui provoque notre corps à travailler plus facilement, efficacement et efficacement.

Lorsque vous exécutez un Manger Manger Arrêt rapide de 24 heures, votre corps brûle d'abord tous les disponible le glucose à partir des repas, puis passe à travers le glycogène stocké dans votre foie. Puis, avec tous les partis, il carburant facile se rend compte qu'il va avoir besoin pour maintenir en marche et commence à brûler les graisses, la production de corps cétoniques, une source d'énergie produite uniquement lorsque vous n'êtes pas vous-même de ravitaillement constamment avec la production d'aliments en glucose comme source d'énergie. Ce qui se passe ensuite est la clé de la perte de graisse qui se produit quand vous rapide par intermittence : en raison d'un manque de nourriture, votre corps commence à se concentrer uniquement sur la graisse de brûlure, sans toucher à vos muscles. Cela signifie que vous pouvez perdre de grandes quantités de poids sans nuire pour autant à votre masse musculaire, ce qui vous laisse non seulement plus fin, mais aussi plus légère et plus en forme.

En outre, une étude publiée dans l'American Journal of Clinical Nutrition a conclu que le type d'autre jour jeûne que manger arrêter manger est fondée sur conduit à une diminution significative du risque de maladies chroniques. Parce que les maladies chroniques sont en grande partie à leurs racines inflammatoire, ces résultats montrent clairement le lien entre l'arrêt de manger manger le jeûne et un plus faible niveau de l'inflammation. Cette inflammation peut également avoir un effet de refroidissement a beaucoup à voir avec la perte de poids avantages fournis par manger arrêter de manger, comme l'on sait que la plupart de ceux qui souffrent de conditions inflammatoires trouver gain de poids obstinée d'être l'un des symptômes les plus persistants de leur maladie.

Enfin, l'arrêt de manger manger le jeûne a un effet de nettoyage en profondeur sur le corps, sur un niveau cellulaire. Ce type de nettoyage cellulaire produit une réponse hautement détoxinant, la suppression d'un ensemble de l'arriéré de l'accumulation de débris et toxines de profondément dans les cellules, permettant au corps de rétablir un métabolisme sain, maintenant qu'il est exempt de la lutte de traiter ces matières toxiques.

Donc, comme vous voyez, ce n'est pas vraiment juste au sujet de toutes les calories en calories, out. Et quand il s'agit de la perte de poids sur la version typique d'arrêter manger Manger Méthode de jeûne, il n'est également pas de couper n'importe quel groupe d'aliments hors de votre vie. Le créateur de fast insiste pour que l'on peut vraiment manger à peu près n'importe quoi sur votre non-journées de jeûne, qui représentent la majorité de la semaine. En fait, les gens ont été connus pour manger même hautes nourritures de carb qui sont généralement interdits sur les régimes alimentaires, tels que le gâteau ou pizza, et encore perdre du poids. Cependant, cette méthode ne permet pas une consommation excessive, donc si vous voulez de la pizza, vous pouvez avoir un couple de coupes sans s'inquiéter, mais vous ne pouvez pas respirer toute la tarte.

Aussi longtemps que vous mangez de façon responsable et n'essayez pas de "récompense" vous-même pour les calories vous avez perdu sur l'hyperphagie excessivement rapide par jours sur votre non-jours de jeûne, vous pourrez voir une perte de poids stable sur ce plan. Je recommande cette méthode si vous êtes le genre de personne qui préfère un une ou deux fois par semaine, rapidement manger normalement pendant le reste de la semaine, ne jamais compter les calories, et encore voir conforme la perte de graisse. Cependant, il est plus difficile à enlever que les 5:2 méthode parce que vous n'avez pas que 500 à 600 calories sur coussin jours rapide qui vous permet de se sentir plus rassasié. Pour certains, cependant, c'est plus d'une solution qu'un problème. Manger régulièrement arrêter manger fasters découvrez que ne pas manger du tout sur jours de jeûne fondamentalement s'éteint leur appétit et la prise de conscience de l'alimentation, et ils prétendent que manger le peu de calories autorisées sur le 5:2 jours de jeûne ne sert qu'à leur faire sentir plus faim et moins en mesure de s'en tenir avec le plein jour rapidement.

Et c'est ici que l'expérimentation personnelle compte vraiment. Chaque méthode de jeûne intermittent fournit les avantages éprouvés de jeûne, mais chacun a également ses propres règles et restrictions.

J'ai toujours l'avocat toute personne qui vient à moi, cherchant à faire un rapide intermittent d'essayer chacune des méthodes que j'ai expliquer dans ce livre avant de sélectionner qu'une seule méthode. C'est parce que tout le métabolisme, la faim et l'annexe, seuil diffère, et trouver l'ajustement parfait pour votre corps et le mode de vie n'est pas possible sans un peu de volonté d'expérimenter.

Mes conseils pour la réussite d'arrêter manger manger vite :

Astuce n° 1 : Perfectionner votre maîtrise de soi en allant lentement je recommande toujours une approche graduelle pour le jeûne intermittent parce qu'il est essentiel que vous ne devez pas vous-même de choc en prenant trop à la fois. Les gens qui n'ont pas d'expérience avec sauter des repas ou qui ont pratiqué le "manger 6 petits repas fréquents tout au long de la journée" méthode de la nutrition durant de nombreuses années, vous trouvez qu'il est extrêmement difficile d'soudainement aller sur 24 heures sans nourriture. J'ai vu des personnes très déterminées, l'accent sur ce qui est vraiment manquer est l'un des moyens les plus efficaces pour perdre du poids et retrouver la santé, tout simplement parce qu'ils ont essayé d'en faire trop à la fois et s'est retrouvé si mal à l'aise avec l'expérience de jeûne soudain qu'ils ont perdu la motivation pour continuer. Notre corps et notre esprit fonctionnent tous deux beaucoup d'habitude, donc, peu importe combien vous êtes impatient de commencer, surprenant votre système avec une froide-turquie rapide 24 heures ne va pas produire les résultats à long terme que vous voulez.

Ma solution : J'aimerais dire un régime dans lequel les individus commencent par la réduction du nombre de repas et une coupe mais pas inconfortable quantité de calories de leurs repas quotidiens. Si vous avez l'habitude de manger trois repas par jour, pour un total de 2500 calories, J'ai vous réduire cela à deux repas pour un total de 900 calories par jour pour un couple de jours, puis un seul repas comptant 700 calories pour encore quelques jours, puis un seul repas pour un total de 500 calories par jour. Après cela, vous êtes prêt à essayer un rapide de 24 heures, parce que votre corps et l'esprit ont commencé à s'acclimater à l'idée de manger moins souvent et fonctionne efficacement sur beaucoup moins de calories.

Si vous trouvez trop difficile à frapper les 24 heures sans nourriture sur votre premier essai, ne vous inquiétez pas. Essayez simplement d'aller aussi longtemps que possible sans manger et briser votre vite quand l'attente devient vraiment insupportable. Sur vos tentatives suivantes, essayez d'étirer la période de jeûne encore plus loin et vous pouvez vous trouver un jeûne de 24 heures avant que vous le savez.

Astuce # 2 : N'oubliez pas de manger de façon responsable même si l'arrêt de manger manger vite ne possède pas d'aliments interdits ou toute limite calorique, si vous faites cela pour la perte de poids rapide ou la santé nutritionnelle, le bon sens s'applique toujours. Ce que cela signifie pour la plupart des fasters est que vous pouvez manger une quantité raisonnable de la traite vous aime toujours, mais que le jeûne ne vous donne pas plus de latitude aux excès que d'habitude. La version typique d'arrêter manger manger n'a pas de limites pour les glucides, mais n'exigent de vous de manger n'importe où de 20 à 30 grammes de protéines de haute qualité tous les quatre à cinq heures, afin d'atteindre une totale quotidienne de protéines de 100 grammes.

Toutefois, si vous utilisez cette méthode à jeun pour perdre une grande quantité de poids, ou vous souhaitez obtenir un meilleur contrôle du sucre dans le sang, je vous recommande d'arrêter de manger de mélange de manger avec un jeûne de 24 heures de modéré à faible régime d'alimentation carb, de sorte que vous pouvez vraiment profiter de grands résultats. L'avantage est que même si vous êtes réduisant des glucides, vous n'êtes toujours pas couper les calories ou de réduire les portions. En dehors des jours de jeûne, n'hésitez pas à la fête jusqu'à ce que vous êtes pleinement satisfait à haute valeur protéique, élevé en gras et les aliments faibles en glucides, et ne vous inquiétez pas de mesure ou dénombrement quoi que ce soit, et je vous garantis que vous verrez le poids se détache naturellement que vos niveaux de sucre dans le sang même.

Juste pour vous donner une idée claire de ce que cela implique, j'aimerais vous expliquer la différence entre manger normalement sur une arrête manger manger vite, manger et pour l'amélioration de la perte de poids et un meilleur contrôle du sucre dans le sang sur un arrêt de manger manger vite. Examinons ce brièvement ci-dessous :

Planifier et programmer l'échantillon : manger normalement sur une arrête manger manger vite

Le jour avant le jour de jeûne : Dernier repas est pris à 20h00. Pas de collations ou de boissons caloriques sont consommés après cette heure.

Le jour de jeûne : pas d'aliments ou boissons caloriques sont consommés tout au long de la journée. Les boissons comme le café, et noir, vert et des tisanes sont autorisés. À 20 h 00, 24 heures plus tard, le jeûne est rompu avec tout type de repas que vous choisissez, dans n'importe quel montant que vous satisfont pleinement, et sans aucune nécessité de mesurer la teneur en calories.

<u>Le jour Non-Fasting suivantes :</u> Vous mangez comme d'habitude, encore une fois, sans s'inquiéter de la teneur en calories, en matières grasses ou en glucides ou la quantité, mais aussi en gardant à l'esprit à la fois le besoin de manger jusqu'à 100 grammes de protéines par jour, et le besoin

de manger ni moins ni plus de nourriture que d'habitude.

Planifier et programmer l'échantillon : Manger pour une perte de poids et un meilleur contrôle du sucre dans le sang sur un arrêt rapide Manger Manger

<u>Le jour avant le jeûne : en journée</u>, à haute teneur en graisses, low carb dernier repas est pris à 20h00. Un repas idéal serait une grande partie de la viande de boeuf, poulet ou poisson, une petite partie de non-féculents, légumes à faible index glycémique, et une partie de la graisse des ajouté des

broutards, beurre, huile de coco pure ou d'autres sources de matières grasses. Pas de boissons sucrées ou des collations sont consommés avec ce repas, et pas de collations ou boissons caloriques sont consommés après cette heure.

<u>Le jour de jeûne :</u> pas d'aliments ou boissons caloriques sont consommés tout au long de la journée. Les boissons comme le café, et noir, vert et des tisanes sont autorisés. À 20 h 00, 24 heures plus tard, le jeûne est rompu avec une autre protéine, élevé en gras, low carb repas de votre choix, à tout montant que vous satisfont pleinement, et sans

aucune nécessité de mesurer la teneur en calories.

<u>Le jour Non-Fasting suivantes :</u> Vous mangez comme d'habitude, encore une fois, sans s'inquiéter de la teneur en calories ou montant, mais aussi en gardant à l'esprit la nécessité de limiter les aliments et les boissons riches en glucides ou sucres. Avec cette version de l'arrêt de manger manger rapidement, vous n'avez pas besoin de vous inquiéter au sujet de manger la même quantité comme toujours. Au lieu de cela, parce que vous mangez un beaucoup plus faibles quantité d'hydrates de carbone, vous

avez la possibilité de manger de plus grandes parties que vous faites habituellement, et toujours à la fois de la perte de poids et un meilleur contrôle du sucre dans le sang.

Comme vous pouvez le voir, les deux plans sont remarquablement semblables et ne diffèrent que de deux façons : avec le régime alimentaire normal, vous êtes capable de manger n'importe quel type d'aliments que vous consommez habituellement, dans un délai raisonnable. Avec la haute teneur en gras et en protéines, et bas carb régime, vous n'avez pas à vous inquiéter au sujet de manger la quantité que vous mange toujours, et peut dépasser cette si vous avez faim. Mais vous avez besoin de prêter attention à des glucides, surtout lorsque votre rupture rapide. Les résultats de ces deux plans sont également semblables, mais ceux qui utilisent la version low carb de ce faire perdre du poids plus facilement et rapidement, et qu'ils voient une amélioration encore plus intense dans leurs niveaux d'énergie et une baisse importante de leurs niveaux de sucre dans le sang.

Alors, qui bénéficieraient de ces plans ? Je recommande l'arrêt normal Manger Manger plan rapide si vous voulez tout simplement perdre du poids, rééquilibrer votre énergie et améliorer votre santé générale. Si vous avez besoin de perdre une grande quantité de poids, ont des maladies inflammatoires chroniques, dont le diabète de type 2, ou de diverses conditions telles que l'arthrite rhumatoïde, l'artériosclérose, le lupus, l'IBD, Hashimoto's, et d'autres maladies auto-immunes, je recommande fortement d'opter pour le deuxième, à haute teneur en graisses, low carb version de ce rapide.

C'est parce que tous les avantages de cesser de manger Manger sont renforcées et améliorées par l'ajout d'un bas carb l'accent sur vos habitudes alimentaires et aussi parce que les matières grasses et l'évitement de glucides vous permet de rafraîchir vos niveaux d'inflammation et de protéger vos systèmes nerveux central grâce à l'abaissement du sucre dans le sang pendant que vous êtes au milieu d'une grave maladie inflammatoire. Beaucoup de gens se sentent qu'ils ne seront pas en mesure de traiter un des points les plus difficiles au cours de la rapide de leurs conditions, mais l'ajout de carb-restriction ou suppression de votre fast peut réellement vous aider à guérir plus rapidement et plus complètement.

Astuce # 3 : hydrater je ne peut jamais trop insister sur l'importance de rester hydraté tout en faisant l'une de ces méthodes, mais rapide intermittent cela devient encore plus d'une question cruciale lorsqu'il s'agit de l'arrêt de manger manger vite. Parce que vous êtes l'élimination de la nutrition pendant votre période de rapide 24h/24, vous disposez d'une plus grande probabilité de trouver vous-même se sentir fatigués, faibles, déshydratés et sur cette méthode de jeûne. Heureusement, les boissons ne sont pas autorisées uniquement sur arrêter manger manger, ils sont encouragés. N'oubliez pas de stick à zéro calorie options telles que l'eau pure, de l'eau minérale, du thé, et de cafés. Une pincée de sel dans vos boissons peut aider à rééquilibrer vos électrolytes et à vous sentir plus alerte et moins aride tout au long de la période de rapide. Gardez toujours une source d'eau en main et augmenter la quantité que vous buvez si vous passez le plus de temps à l'extérieur par temps chaud ou faire n'importe quel type de travail physique. C'est extrêmement important - j'ai vu beaucoup trop de gens pensent que juste parce qu'ils sont le fait de ne pas manger pendant un jour de jeûne, ils n'ont pas à boire non plus. Il en résulte souvent des étourdissements, fatigue extrême, irritabilité, manque de concentration, et, surtout dans le temps chaud, il peut aussi causer un grave cas de chaleur. En plus de tout cela, la déshydratation a été éprouvée en clinique pour ralentir votre métabolisme de façon marquée, de sorte de ne pas boire au moins huit verres ou deux litres d'eau pendant votre jeûne peut annuler tous les effets étonnants que vous essayez d'atteindre par le jeûne intermittent. Tenez-vous à l'abri de la maladie et l'épuisement et s'assurer que vous obtenez vraiment tous les avantages de santé et de perte de poids que vous méritez, en restant bien hydraté pendant et après le jeûne.

Maintenant que vous avez une poignée sur l'arrêt de manger manger vite, inscrivez-vous à moi pour le prochain chapitre pour découvrir par un rapide moderne, avec ses racines dans les anciennes habitudes et de fête à jeun de guerriers, promettant de gros-perte, la masse musculaire, et les résultats en matière de santé qui ne peut pas

être battu !

Chapitre 5 : Le guerrier rapide : manger comme un ancien guerrier pour un corps et le cerveau !

Vous demandez-vous jamais comment les guerriers du passé, comme les Spartiates, ont été capables de survivre lorsqu'ils sont en déplacement toute la journée, de faire punir physiquement les tâches dans des conditions extrêmes ? Avez-vous de temps pour construire ce genre de force et d'endurance dans votre propre corps, pour vous aider à relever les défis de votre vie quotidienne ? Vous êtes une des nombreuses personnes qui ne m'inquiète pas beaucoup pour le déjeuner mais absolument vivre pour le dîner ?

Si oui, j'ai juste la méthode de jeûne intermittent pour vous : il s'appelle le guerrier rapide et il n'est littéralement la méthode de jeûne qui a suscité l'engouement de jeûne intermittent nous vivons aujourd'hui !

Ce type de jeûne méthode se base pas nécessairement sur la vie moderne d'aujourd'hui, mais sur les moyens que les hardy guerriers de l'ancien monde construit la force, séjourné, maigre et résisté, rugueux, robuste et parfois insupportables de dures conditions. Ce jeûne méthode enseigne que si vous voulez un maigre de corps solide sur laquelle vous pouvez compter, et d'un pointu, esprit concentré, vous avez d'abandonner tout ce que vous avez jamais entendu parler de la nutrition et de commencer à manger comme un guerrier de l'ancien monde.

La philosophie derrière ce jeûne méthode :

Comme toutes les autres méthodes de jeûne intermittent, le Guerrier fast est fondé sur des cycles de jeûne et l'alimentation.

Toutefois, dans le cas du guerrier rapide, la période de jeûne dépasse largement la période d'alimentation, et la période d'alimentation est beaucoup plus d'une "fête" plus longue qu'une période d'alimentation régulière. Parce que cette méthode exige que vous le jeûne jeûner pendant 18 ou 20 heures par jour et que vous ne mangez que pendant une période de trois ou quatre heures du soir, il est idéal pour ceux qui ont un haut niveau de la discipline et qui bénéficient également d'avoir leur repas principal le soir. Ce jeûne a été créé après une étude approfondie sur les pratiques et les habitudes de guerriers dans le passé, et il se concentre sur la grande différence entre la moyenne de l'homme moderne et la dure discipline, guerrier de l'époque. Parce que les humains dans le passé était courant dans les périodes de sous alimentation et de suralimentation, cette méthode fast affirme que nous devrions nous en tenir au plus près de ce cycle de jeûne intermittent que possible, pour une santé optimale et de remise en forme.

Selon cette méthode, l'ingrédient principal qui a fait nos prédécesseurs beaucoup plus mentalement et physiquement en forme est le stress. Parce que la vie dans le monde antique était fondée sur la lutte constante pour la survie, les gens ont été exposés à des facteurs de stress tels que le froid, la chaleur, le travail épuisant, et, vous l'aurez deviné, de longues périodes de la faim sur une base quotidienne. Lorsque le confort de la vie moderne ont pris le pouvoir, il a éliminé presque toutes les sources de ces facteurs de stress, de sorte que maintenant, au lieu de la chasse pour la nourriture, nous avons simplement prendre le téléphone et de le commander, et au lieu de chercher un abri et les incendies de bâtiment pour la chaleur, nous avons juste appuyer sur un bouton pour le chauffage. Et surtout, que nous vaquons à nos jours, lorsqu'on éprouve le moindre petits de la faim (ou let's face it, même l'ennui), nous avons juste une petite ballade d'un distributeur automatique et d'anesthésier. Cette méthode de jeûne prétend que cela a abouti à une population d'humains qui ont tous les gènes nécessaires pour être féroce, machines de survie, mais ont ajouté des couches de graisse, faiblesse, et le manque de discipline sur les gènes, les enterrer et remplacement de la santé et de la force à la maladie et la fragilité.

Cette méthode rapide détient que comme des êtres vivants, nous avons besoin de stress, tant que c'est le bon type. Tous les organismes vivants possèdent un mécanisme de réponse au stress qui leur permet de se protéger et de survivre dans des situations moins qu'idéales. Cependant, sans l'utilisation, au fil du temps ce mécanisme devient inefficace, inefficaces, et conduit à la santé dangers pour nous. Chaque fois que nous faisons l'expérience de ce type de stress positif, nos mécanismes de réponse au stress sont activés, et nous sommes immédiatement commencer à stimuler notre système nerveux, créer le tissu musculaire et, en général, deviennent plus forts, plus sains et plus maigre. La recherche sur le jeûne intermittent a montré à plusieurs reprises en soulignant nos corps et cerveaux avec peu de périodes de jeûne ne cause en effet chaque cellule en nous pour passer à l'équipement de survie, ce qui lui permet, et donc nous, de fonctionner tout en haut de notre jeu. Cette réponse peut souvent mener à un niveau réduit d'inflammation, des niveaux de l'hormone de croissance, et d'un métabolisme accru, entre autres avantages. Il fonctionne de la même manière que le stress grâce à l'exercice physique améliore votre système.

Maintenant, la restriction calorique présente le même genre de stress pour le corps, mais la principale différence est qu'avec la restriction calorique constante au fil du temps, le corps commence à sentir la souche trop profondément et commence à surcompenser par, par exemple, le ralentissement du métabolisme, ou de ne pas consacrer d'énergie à "fonctions non essentielles". Cela signifie que vous n'exploitez pas en haut de votre jeu. Au lieu de mettre l'accent sur l'organisme par l'introduction de la restriction calorique, le Guerrier cycles de méthode rapide de périodes de jeûne jusqu'à 18 ou 20 heures par jour, avec des périodes de manger jusqu'à ce que totalement satisfait.

Cette rapide fonctionne en créant une série de jeûnes temporaires que puis mettre sur votre stress d'urgence, tels que de nombreux types d'enzymes, protéines de stress, anti-inflammatoires et de molécules, qui guérissent, renforcer et améliorer votre esprit et le corps. À cette fin, des études montrant que le jeûne tout au long de la journée et de manger un gros repas santé le sida par l'amélioration du métabolisme et la perte de poids.

À rapide de cette façon, il vous suffit de l'annexe à 20 heures de jeûne et s'assurer que cette période comprend les 20 heures de votre temps de repos. La sortie d'un suivi avec 4 heures de la suralimentation.

Le rapide vous permet de manger de petites quantités de liquide, faible en calories et aliments minces, si vous le trouvez trop difficile à obtenir par le jour sans une forme de nourriture. Les meilleurs choix sont clairs, les soupes de légumes, léger, du café et du thé.

Si vous êtes très fatigué, une poignée de petits fruits ou de petites quantités de sucre, tout-normal, le yogourt nourris à l'herbe sont également autorisées. Il est important de noter cependant, que beaucoup choisissent de ne pas avoir quoi que ce soit, mais l'eau et café ou thé, afin de maximiser les bénéfices. Encore, chaque personne fonctionne différemment, et il est important d'éviter la fatigue, étourdissements, et d'autres effets secondaires de la faim.

Votre fête :

Il est conseillé de manger jusqu'à ce que complètement satisfait dans la soirée. Lorsque vous trop manger le soir, votre système nerveux parasympathique (PNS) est activée. Votre raccordement est important en permettant à votre corps de se détendre, se calmer, et récupérer après toutes les tensions de la journée. Il travaille à l'amélioration de la digestion et vous aide à utiliser les nutriments dans votre alimentation pour réparer tout dommage dans les tissus et à établir de nouvelles, muscle maigre.

Je ne recommande pas de manger trop tard dans la soirée, et je conseille toujours que vous mangez votre dernier repas au moins 3 heures avant de dormir. Cette méthode de jeûne vous conseille de manger un gros, grand, repas fait maison composé d'aliments qui auraient facilement pu être reconnu dans l'ancien monde - principalement des viandes maigres, poissons sauvages, des œufs fermiers, fruits, légumes, légumes racines, les légumineuses et les produits laitiers nourris à l'herbe.

Sur ce, vous êtes prié d'éviter de nombreux types de combinaisons d'aliments qui peuvent empêcher votre corps de route vers la santé. Gardez à l'esprit que seulement des légumes et des protéines peut être mélangé avec tout. Orienter clairement de la combinaison de fruits et de céréales, les céréales et le sucre, les noix et les fruits, ou les noix et le sucre.

Ce jeûne suit aussi l'idée de manger principalement des fruits à faible IG, comme les framboises, mûres, fraises, pommes, kiwis, et des pamplemousses.

Comprennent également les aliments suivants :

- Le miso, légumes, soupes et bouillons

- L'abondance de matières premières, frais, légumes verts pour aider le corps à se désintoxiquer

- Le yogourt et nourris à l'herbe de kéfir très digeste protéine maigre

Mais plutôt que vous devez "moderne hautement transformés, les aliments de commodité".

Bout # 1 : Toujours casser votre rapide avec des légumes frais Une grande salade avec vinaigrette à l'huile d'olive habillée est idéal, permettant à votre corps de soulager dans l'alimentation saine et la détoxication des déchets. Cependant, évitez d'utiliser du vinaigre de vin non fondée.

Bout # 2 : Choisissez des protéines de haute qualité

Avec cette méthode de jeûne, le poisson blanc, le boeuf, la volaille, les oeufs, les haricots, les noix et les légumineuses sont tous recommandés. Toujours manger une salade et légumes avant que vous mangez votre protéine lors de votre rupture, rapide et s'assurer que, outre les œufs et les noix, vous mangez seulement des articles emballés en protéines le soir.

Conseil N°3 : manger propre, mangez bien, et ne comptez pas les calories

Avec l'accent sur la rapide guerrier de manger ensemble, du vrai, et en grande partie les aliments biologiques qui auraient été autour il y a des milliers d'années, vous n'avez pas besoin de compter les calories. L'un des principaux moyens qu'il fonctionne est rapide en vous permettant de trop manger le soir. Par conséquent, tenter de réduire les calories et les parties se traduira par moins de succès.

Astuce # 4 : l'eau Guzzle

J'ai dit et je vais le dire à nouveau. Veuillez ne pas tenter de perdre du poids de l'eau en évitant de boire. Toujours garder l'eau avec vous en tout temps. Souvent, le jeûne peut vous faire perdre, pas seulement vos envies de nourriture, mais votre désir de boire de l'eau ainsi. Être prêt pour cette sensation et la surmonter avec calendrier de "boire" fois. Le risque de déshydratation est encore plus grand lorsqu'il s'agit de ces jeûnes plus, alors restez vigilants et disciplinés au sujet d'obtenir votre hydratation quotidienne.

Astuce # 5 : penser à avoir toujours à portée de la main à une salle de bains Premier

Lorsque vous commencez à ce jeûne méthode, vous remarquerez que vous avez besoin d'uriner plus souvent que d'habitude. Cela est dû en grande partie au poids initial de l'eau qui sera évacuée de votre système par l'élimination de l'inflammation. Ne vous inquiétez pas trop à ce sujet, comme votre fréquence d'urination vont progressivement ralentir et revenir à la normale.

Conseil no 6 : Éviter de frapper les glucides, si vous pouvez

Bien que le carb-vélo peuvent jouer un rôle dans cette rapide, il est généralement recommandé que si vous vous sentez pleinement satisfaits sur des protéines de haute qualité, des salades et des légumes, vous ne devriez pas toucher les glucides lourds. Vous aurez certainement encore perdre du poids si vous le faites, mais vous ne pourrez pas obtenir tous les avantages de l'insuline et l'inflammation de l'abaissement vous pourriez obtenir.

Ensuite, nous allons étudier mon préféré, une méthode de jeûne qui combine tous les avantages du jeûne intermittent en un puissant plan ! Croyez-moi, vous ne voulez pas manquer !

Si je ne peut que recommander une chose à quelqu'un qui est aux prises avec un gain de poids inexpliqué ou têtu, sensation de faiblesse, et souffrant d'une ou plusieurs maladies chroniques, ce serait ces deux nombres : 16/8.

C'est tout ! Pourquoi ? Parce que ces deux petits chiffres représentent une façon de manger et de vivre qui est si révolutionnaire, si puissant, et pourtant si simple qu'il ne serait pas juste de l'appeler un régime alimentaire. Permettez-moi d'expliquer.

Combien de fois avez-vous allé sur le régime alimentaire que vous avez promis et de perte de poids incroyable vitalité, seulement pour trouver qu'après quelques semaines ou mois de réduire les calories à un ridicule faible, l'exercice comme un fou, comptant chaque gramme et bouchée qui a pénétré dans votre bouche, et toujours l'obsession de faire le bon choix, vous avez mis le pied sur l'échelle et n'a vu que la moindre perte de poids ? Et combien de fois avez-vous remarqué que tout ce qu'une grande vitalité que vous pensiez être sentiment en raison de votre nouveau régime présente jamais, au lieu que vous êtes repartis épuisés, capricieux, et toujours faim ?

Si vous êtes comme la plupart des gens, ce n'est pas une expérience à tous. En fait, il est si commun que c'est la raison pour laquelle les gens ne croient plus dans l'alimentation. Eh bien, je ne les blâme pas. Le fait est, un régime alimentaire ne pourra jamais résoudre votre perte de poids et les problèmes de santé, tout simplement parce que presque chaque type de régime dehors là exige que vous manger, vivre, travailler et planifier votre chaque bouchée dans un tout-naturel, manière non durable.

La méthode de jeûne intermittent 16/8 est l'exact opposé de régime. Il ne vous force pas à changer tout ce que vous mangez, compter une seule calorie ou obsédés sur combien d'exercice que vous devez faire pour atteindre votre objectif. Au lieu de cela, la version de base plus de 16/8 exige simplement que vous faites une petite modification : votre calendrier de l'alimentation.

Le 16/8 dans le plan's représente le fait que sur elle, vous séjournerez à jeun pendant 16 heures par jour et d'alimentation pour 8 heures par jour. Maintenant, je sais ce que vous pensez : ensemble de 16 heures de jeûne ne sonne pas comme juste un petit changement ! Je parie que vous pensez réellement qu'il semble pire que tout régime dehors là, mais croyez-moi, c'est un des plus simple et la plus intuitive se déplace que vous pouvez faire et c'est beaucoup plus facile à réaliser que vous pouvez imaginer.

C'est parce que, bien que 16 heures semble beaucoup, vous allez vraiment être endormi pendant au moins 8 des 16 heures de jeûne.

La soi-disant"16 heures" commence réellement rapide après votre dernier repas du soir à 8 ou 9 h et se termine à 12 heures ou 1 heures le lendemain, lorsque vous avez le déjeuner comme le premier repas de la journée. Nous entrerons dans le vrai fond de la manière de retirer le 16/8 rapide un peu plus loin dans ce chapitre, mais d'abord, je tiens à vous remplir dans sur pourquoi 16/8 est une méthode efficace de perte de poids, et pourquoi c'est un type d'intermittent rapide pour la longévité, l'énergie, la clarté mentale, et une foule d'autres bonus.

La meilleure façon de répondre à cette question serait de dire, il fonctionne de manière intuitive. Pourquoi ? Tout simplement parce que c'est la manière dont notre corps utilisé pour la fonction, avant la disponibilité des quantités infinies d'aliments fait de nous tous les jours d'engraissement. Comme je l'ai expliqué dans les sections précédentes, nous avons été une fois que les chasseurs-cueilleurs qui sont partis tôt dans la journée, sans petit-déjeuner. On pourrait alors chercher la nourriture pendant plusieurs heures et au moment où nous avions fini de le trouver, de le préparer, et le manger, il serait déjà bien au-delà de la mi-journée. Parce que nos ancêtres n'a jamais mangé jusque tard dans la soirée, comme nous le faisons maintenant, stupidement leur dernier repas de la journée précédente aurait certainement été au plus tard à 20 h. Cela signifie qu'après la chasse et la collecte tous les matins le jour suivant, lorsqu'ils mangèrent, ils ont déjà passé au moins 16 heures de jeûne. "Et après ?" Vous pourriez demander. "Cela ne veut pas forcément dire que l'ancienne façon est la bonne façon." Dans ce cas, comme dans bien d'autres cas, l'ancienne manière n'est en effet pas seulement le droit chemin, mais le seul moyen.

Vous voyez, deux choses ont changé radicalement depuis l'époque de la chasse et de la cueillette. L'humanité n'a jamais été aussi malade et poids avant, et l'humanité n'a jamais été aussi abondamment avant d'avides. Croyez-moi, ce n'est pas un hasard. Ces deux faits sont certainement liés. Aujourd'hui, nous dit de toujours être prêt à manger en ayant jusqu'à 6'ensemble des repas dans une journée ! On nous dit que notre corps a besoin de ce type d'alimentation fréquentes pour survivre. Mais pensez-vous que nos ancêtres ont été trimballer autour des glacières et des sacs de collations préparées avec eux dans le désert ? Nous n'avons même pas d'aller si loin en arrière. Pensez-vous que nos arrière-grands-parents a couru autour de la prise de pauses pour manger leur soi-disant "nécessaire" 6 repas par jour ? La réponse est : Pas du tout. Et pourtant, ni nos anciens ancêtres ni nos grands-parents avaient un surpoids ou minée par les maladies inflammatoires chroniques, nous sommes victimes d'aujourd'hui. Vous trouverez des écrits historiques que beaucoup de gens dans le passé n'a pas consommer le petit déjeuner et le déjeuner et un ate au lieu de dîner tôt. Ont-ils mourir ? Ils ont été incapables de penser clairement, de vivre pleinement, ou atteindre ? Non, en fait, il y a raison de croire que manger moins souvent en fait contribué à mieux fonctionner sur le plan mental, physique, et même émotionnel. Regardons la différence entre tous les jours de pâturage et de manger seulement par intermittence.

Brûler la graisse : la graisse est le meilleur carburant pour notre corps à brûler. Lorsque vous brûler la graisse, vous obtenez un calme, source stable d'énergie qui vous fournit la vitalité et la vigueur des heures durant. sur la main, lorsque vous faites brûler le sucre, vous êtes d'obtenir rapidement une explosion, de l'énergie frénétique qui brûle très vite, vous laissant plus fatigué et malade que jamais.

Sucre brûlant conduit à une accumulation de toxines mortelles et d'un arriéré de maladies dangereuses, mais la graisse de brûlure est en fait profondément purifie et élimine l'accumulation d'acides et d'autres substances indésirables. Maintenant que nous avons établi la graisse comme le gagnant clair dans le meilleur carburant concours, parlons de pourquoi nos ancêtres ont été capables de brûler les graisses et pourquoi nous ne sommes pas en mesure de le faire efficacement. Pour parler franchement, manger tous les jours nous a fait perdre notre capacité à brûler les graisses pour l'énergie. Au lieu de cela, nous avons juste à stocker la graisse au lieu du sucre et brûler, menant à la montgolfière de poids et une pléthore de problèmes de santé. Quand le corps reçoit de la nourriture toutes les 2 heures, il n'a pas besoin de creuser profondément et brûler ses gros magasins pour l'énergie. Au lieu de cela, il brûle le carburant disponible facilement dans les aliments qu'il continue à en avoir assez. Habituellement, parce qu'il obtient un assez grand nombre d'aliments si souvent et ne fait pas le genre de travail physique difficile que nos ancêtres ont fait, l'organisme va alors stocker tout excès d'énergie de la nourriture en elle-même que - vous l'aurez deviné en gras. Maintenant, nous avons une situation où non seulement le corps est plus brûler ses grandes surfaces déjà de la graisse pour l'énergie, mais en étant assez fréquemment, c'est en fait l'ajout de ces magasins de gras ! L'Académie des Sciences de New York a même publié un rapport montrant que la consommation de tous les jours, conduit à un risque accru de maladie cardiaque, d'AVC, et le diabète de type 2.

Et ce n'est pas simplement des conjectures. Les faits sont là pour tous ceux qui s'y intéressent. Des études montrent que lorsque les gens ont réduit le nombre de repas qu'ils ont mangé un jour (même s'ils mangent la même quantité de calories totales) pour seulement deux semaines, ils ont perdu une quantité significative de poids, l'amélioration de leurs niveaux d'énergie, leurs capacités cognitives, leur humeur, et ont été en mesure de réduire leurs envies ! Pourquoi est-ce arrivé ? Parce qu'ils allaient plus longtemps entre les repas, leurs corps mis à la combustion de l'énergie à partir de sucre bon marché facile repas constante à brûler les réserves de graisse propres. Du coup, même sans l'ajout d'exercice ou la réduction du nombre de calories qu'elles consomment en un jour, ces personnes ont été la perte de poids et de réduire considérablement l'amélioration de leur santé, avec juste un simple changement.

C'est ce qui est tout au sujet de 16/8-un changement qui sera alors totalement révolutionner la façon dont vous regarder, sentir et vivre. Lorsque vous jeûnez pendant 16 heures entre le dîner et le déjeuner, votre corps est libéré de la digestion et la métabolisation, et peut tourner son attention à la réparation et le redémarrage. Preuve nous montre que ceux qui jeûnent par intermittence en mangeant moins de repas acquérir une myriade d'avantages, notamment :

- Réduire l'inflammation

- A réduit la pression sanguine et les niveaux de cholestérol

- Amélioration du métabolisme en entrant la cétose, ou état debrûlure optimale

- La perte de poids significative qui est facile à entretenir

- Prévention de l'amélioration, et même à l'élimination totale du diabète de type 2

- Abaisser les niveaux de sucre dans le sang et l'amélioration de la sensibilité à l'insuline

- Coeur renforcé

- Élimination de la graisse viscérale mortelle

- Une augmentation de la mémoire et de la capacité d'apprentissage

- Une diminution de la dépression et l'anxiété

Je vous recommande le jeûne parce qu'il est 16/8 tout en étant efficace et rassasiant pour vous permettre de continuer à travailler et jouer comme d'habitude. Mais tous les types de jeûne intermittent réduire le stress oxydatif en réduisant l'accumulation de stress oxydatif les radicaux libres dans les cellules. Cela aide à prévenir les dommages oxydatifs arrive à votre protéines des cellules, des acides nucléiques et des lipides.

Parce que le stress oxydatif et les dommages jouent un rôle énorme dans ce qui nous amène à l'âge et d'être malades, le jeûne par intermittence est un puissant moyen d'endiguer la vague de vieillissement prématuré et la maladie. En plus de cela, chaque fois que vous vous êtes rapide, doux et bénéfique à l'induction d'une réponse au stress cellulaire qui aide vos cellules à défendre outre des maladies et le vieillissement rapide de la même manière que l'exercice n. D'ailleurs, je recommande fortement l'ajout d'un peu d'exercice à tout le jeûne protocole utilisés afin d'obtenir un double coup d'avantages. Je parlerai plus à ce sujet plus tard dans le livre, alors restez à l'écoute.

Alors maintenant que vous êtes pleinement informé et était fin prêt à essayer votre main à 16/8 le jeûne, entrons dans la meilleure façon de le faire.

Une journée typique sur le 16/8 fast va comme ceci :

Vous vous réveillez et au lieu de faire un repas, vous avez une tasse de café, thé, ou toute autre boisson non calorique. Puis, vers 12 heures, vous vous asseyez pour un grand repas. A partir d'ici, vous êtes libre de manger comme d'habitude jusqu'à 8 h, lorsque vous avez eu votre dernier repas de la journée. Vous partez au lit et dormir pendant 8 heures et il est évident qu'au cours de cette période, vous n'êtes pas manger quoi que ce soit.

Quand vous vous réveillez le matin, simplement en poussant votre premier repas de la journée de retour jusqu'à 12 heures, vous venez de terminer un rapide de 16 heures. Votre période d'alimentation est une fenêtre de 8 heures dans lequel vous pouvez manger librement sans compter une seule calorie ou à vous inquiéter au sujet de la pose d'une certaine quantité d'exercice. Vous n'avez pas de faim vous-même, vous n'évaluez pas vos repas, et pourtant, vous perdez plus de poids que vous ne pourriez même sur les calories plus bas.

C'est aussi simple que ça, et en tant que grande fan de cette forme de si moi-même, je peux vous dire que non seulement j'ai vu des résultats étonnants à d'autres qui ont essayé la méthode 16/8, je n'ai jamais vu une autre façon de manger qui vous permet de perdre jusqu'à 4 livres en moins d'une semaine, sans l'habitude la torture qui vient avec un régime amaigrissant !

Et la beauté de la méthode de jeûne 16/8 est que vous obtenez de choisir combien de fois que vous souhaitez le faire en une semaine. Certaines personnes commencent par le jeûne de cette façon pour quelques jours par semaine alors que certains le font tous les autres jours de la semaine et avec sa facilité, beaucoup de gens préfèrent manger dans la façon 16/8 tous les jours. La meilleure partie est que, quelle que soit l'horaire que vous choisissez, 16/8 est l'une des méthodes les plus efficaces si les gens et voir de vrais résultats beaucoup plus vite que prévu. Cependant, ma recommandation personnelle est que même si vous avez à le faire progressivement, vous devriez faire en sorte que l'annexe 16/8 chaque jour votre repas.

C'est parce que le plus souvent vous limiter votre consommation de temps pour une période de 8 heures, le plus tôt vous commencez à voir les incroyables avantages, à partir de livres que pratiquement fly off, vous plongeant de sucre de sang, une meilleure clarté mentale et la concentration, et même l'amélioration de l'humeur.

Démystifier le mythe de petit-déjeuner

Maintenant, je peux presque entendre les nutritionnistes hors là de halètement horrifié : "Mais qu'en est-il le petit-déjeuner, le repas le plus important de la journée ?" Eh bien, je vais vous laisser dedans sur un secret qui pourrait signifier la différence entre être en surpoids, malsain, et fatigué, ou maigre, de mettre en place, et plein d'énergie : ne pas manger le petit déjeuner !

Permettez-moi de commencer par démystifier le vieux mythe que nous avons tous appris : ne pas tenir compte de ce que vous lisez sur l'arrière de votre boîte de céréales. Le petit déjeuner n'est pas un repas essentiel que les êtres humains ne peuvent tout simplement pas vivre sans. En fait, historiquement et biologiquement, nous ne faisons pas bien sur petit-déjeuner à tous parce qu'il ne fonctionne pas avec notre maquillage physiologique. Nos corps en fait refuser de manger le matin. N'y crois pas ? Pensez à ceci :

N'avez-vous jamais eu le genre de bon petit déjeuner solide que de nombreux nutritionnistes recommandent et ensuite trouvé vous-même tout à fait de faim après seulement une heure ou deux ? N'avez-vous pas remarqué que les jours où vous êtes en retard et de manquer le repas du matin, vous vous trouvez moins faim et bizarrement moins fatigué que d'habitude ?

Eh bien, ce n'est pas seulement votre imagination et vous n'êtes certainement pas seul. Petit-déjeuner déclenche nos appétits et peut nous maintenir dans un état de fatigue, de la faim pour le reste de la journée !

<u>Voici pourquoi</u> : Alors que nous avons toujours dit que le fait d'avoir un carré de

repas du matin est la meilleure manière d'obtenir notre journée a démarré correctement, la vérité est qu'il est une recette pour la maladie, le gain de poids, et la fatigue. Lorsque nous mangeons en premier le matin, nous sommes essentiellement travailler contre notre organisme des processus naturels. Le matin, c'est quand notre cycle circadien cortisol hits son point le plus élevé, ce qui signifie que c'est lorsque nos niveaux de l'hormone de stress cortisol sont à leur sommet.

Cela peut ne pas sembler comme un grand problème jusqu'à ce que vous vous rendez compte que ce point élevées de cortisol provoque notre corps à libérer beaucoup trop d'insuline quand nous écharpe vers le bas n'importe quel type de petit-déjeuner, même si c'est un super repas sain. Lors de cette poussée de l'insuline est libérée, la glycémie chute soudainement, provoquant l'épuisement, une mauvaise humeur et moins de stabilité de l'humeur et, vous l'aurez deviné - une attaque massive de la faim. Cela ne se produit pas de la même manière au cours de n'importe quel autre moment de la journée, donc clairement un repas du matin première chose ne va pas nous aider à garder nos niveaux de sucre dans le sang stable et notre faim, que nous avons été si souvent dit à tort par les experts.

La recherche est maintenant finalement attraper jusqu'à ce que tant de personnes se sont plaints pendant des années. Une étude récente a souligné que ceux qui n'ont pas manger le petit déjeuner ont tendance à consommer moins de calories pendant la journée que ceux qui ont commencé leur journée par un repas du matin. D'autres études ont montré que ceux qui utilisent la méthode de sauter le petit-déjeuner 16/8 montrent une amélioration spectaculaire dans les niveaux de cholestérol, des marqueurs de l'inflammation, et aussi de perdre plus de poids qu'ils auraient simplement en limitant les calories. C'est énorme : vous pouvez perdre plus de poids en passant le petit déjeuner qu'en suivant un régime tous les jours, même si vous avez effectivement manger plus de nourriture que vous le feriez si vous étiez un régime amaigrissant ! Cela va juste prouver que le contrôle de l'insuline est l'un des avantages les plus importants de la méthode fast intermittent 16/8.

Avec la popularité de jeûne intermittent à la hausse, de nouveaux résultats sont à venir dans tout le temps. Jusqu'à présent, les tests montrent que nous pouvons rater le petit déjeuner :

- Réduire la faim, limiter les envies et plus la quantité de nourriture que vous mangez

- Rev up la décomposition des graisses

- Améliorer la stabilité de la glycémie et l'insuline

- Stimuler la sécrétion de l'hormone de croissance (HGH), conduisant à la perte de poids et une meilleure santé

- Protéger votre cœur contre les maladies

D'un point de vue personnel, après de nombreuses années d'après les lignes directrices et classiques ne jamais manquer mon petit déjeuner, j'ai commencé à voir que tant la recherche scientifique et de mes propres ainsi que d'autres ont été des expériences montrant que c'était plus malsain.

J'ai maintenant plus manger le petit déjeuner à moins que je suis tirant une charge de travail particulièrement ardu et de savoir que je ne serai pas en mesure de mettre en place dans un repas à moins que moi. Il était difficile au début de se débarrasser de l'idée fausse que rater le petit déjeuner était soi-disant les choses les plus préjudiciables qu'une personne peut faire pour leur corps et la santé, mais après quelques jours sans petit-déjeuner, je me sentais léger, énergique et surtout, je n'ai pas envie de me retrouver plus de nourriture tout au long de la journée. A partir de là, je savais que je n'irait pas retour à l'alimentation de force mon corps un repas tôt le matin il n'a même pas envie ou besoin.

Je sais que cela va être une étape difficile pour beaucoup de gens parce que, après tout, nous avons tous été élevés dans la croyance que le petit-déjeuner est en quelque sorte plus important que tout autre repas. Si vous avez un moment difficile juste axing le repas du matin dès le départ, je suggère que vous essayez d'annuler progressivement, en mangeant de plus petites portions ou repousser votre petit déjeuner normal du temps en quelques heures.

Mais je dirai ceci : si vous courageusement prendre le plongeon et manquer une couple de jours de petit-déjeuner, vous verrez des résultats immédiats. Vous vous sentez moins faim, vous serez débordant de vitalité, et vous pouvez même remarquer quelques perte de poids dans les premiers jours. C'est parce que, avec petit déjeuner, votre corps ne sera plus la libération d'énormes quantités d'insuline pour faire face à ce que les repas du matin. Une fois que vous voyez les incroyables avantages de ne pas forcer le petit déjeuner sur votre corps lorsqu'il n'en a pas besoin, vous ne serez jamais regarder en arrière !

Je sais que beaucoup de gens ont de la difficulté à obtenir l'énergie dont ils ont besoin pour obtenir leur journée a commencé et beaucoup de personnes petit-déjeuner vue comme un moyen d'eux-mêmes en carburant le matin. Mais la vérité est que lorsque vous "combustible" vous-même avec un riche en glucides, d'amidon ou de repas lourd le matin, vous êtes vraiment seulement doper votre taux de sucre dans le sang et vous donner un sentiment de courte durée et non naturelle de l'énergie. Après moins d'une demi-heure, votre réponse du cortisol circadien naturel va vous rincer avec un surdosage d'insuline qui vous fera parvenir votre sucre de sang plongeant et votre niveau d'énergie sera bien pire qu'avant vous avez mangé.

Encore, aller déjeuner gratuitement ne signifie pas que vous devez aller sans carburant. Je vais partager avec vous l'un des plus grands si hacks dehors là qui va totalement révolutionner la manière dont vous voyez votre matin et la façon dont vous pensez, se concentrer et se sentir dans les premières heures. Et c'est super délicieux, aussi !

Prêt ? Le secret est le café, et pas n'importe quelle vieille bouilloire si, combustion des graisses, le métabolisme stimuler, améliorer la concentration, de l'énergie-donner le café ! Ce café est si efficace, donc le remplissage, et donc absolument savoureuse que la plupart des gens qui remplacent leur petit-déjeuner normal avec elle regrette qu'ils ne savent pas plus tôt.

Alors quoi de spécial dans ce café ? Pour être honnête, c'est une recette très simple et pure. C'est pas un produit de masse "santé"

Compléter les boissons que vous devez sortir et acheter. Les chances sont que vous avez tout ce dont vous avez besoin pour faire de ce magnifique tasse de Joe dans votre cuisine en ce moment. Tout que vous avez besoin est une certaine bonne qualité de beurre (de préférence des broutards), l'huile de noix de coco, et du café. Sérieusement, c'est tout !

Donc ce qui rend ce la meilleure façon de remplacer le petit déjeuner ? Pour commencer, nourris à l'herbe, le beurre est plein à craquer de graisses parfait notre corps a besoin pour lutter contre le mauvais cholestérol et un grand d'Oméga-3 acide gras oméga-6 l'équilibre, ce qui le rend absolument fantastique en préparent le corps jusqu'à réduire la graisse du corps. Et si ce n'était pas assez, la combinaison d'ALC et cétones-produisant des graisses saines dans le beurre et l'huile de coco sont intense des pompiers qui ont fait leurs preuves pour réduire la masse de graisse du corps, en particulier dans ceux qui sont en surpoids.

Qu'en est-il de l'énergie ? Eh bien, il y a une raison ce café est le remplacement de brew boissons énergétiques pour des milliers de forme physique et la santé des personnes aux vues similaires (et pratiquement tous les génies de haute technologie dans la Silicon Valley, aussi !). Il est chargé avec des acides gras à chaîne courte qui augmentent les niveaux d'énergie et donne beaucoup de clarté mentale et de se concentrer pendant 6 heures après juste une tasse ! (Si vous voulez donner à ce mélange de café comme un remplacement pour votre petit déjeuner habituel, j'ai ajouté ma recette spéciale pour elle dans l'index de recette que vous trouverez à la fin de ce livre. Rappelez-vous juste de ne pas avoir plus d'une très petite tasse pendant vos périodes de jeûne, car il contient un nombre de calories plus élevée. Encore, si vous vous trouvez trop faim ou trop fatigué pour se concentrer lorsque vous commencez à 16/8 le jeûne, ce café est un excellent moyen de soulager votre corps dans la transition de ne pas manger le petit déjeuner !)

Ne jamais briser votre rapide avec les glucides !

Maintenant que nous avons petit-déjeuner à l'écart, permettez-moi de dire quelques mots sur ce que je vous recommande concernant vos autres repas. Quand il s'agit d'aliments sains sur le 16/8 version de jeûne intermittent, la raison pour laquelle nous disons qu'il n'est pas un régime, c'est parce que c'est vraiment jusqu'à vous ce que vous mangez pendant 8 heures votre fenêtre d'alimentation. Contrairement aux autres régimes, vous ne serez pas de mesure, de comptage et à l'obsession sur les macros. Encore, avec cela dit, je tiens à vous laisser dedans sur mon meilleur conseil pour les meilleurs résultats possibles sur le plan des glucides 16/8-kick out. Je ne veux pas dire que vous ne devriez pas avoir de glucides à tous. Je veux dire juste que quand il s'agit de casser votre rapide avec votre premier repas de la journée, vous devriez certainement prendre quelque chose de chargé avec des protéines et graisses saines, comme un bon steak juteux et certains des œufs fermiers, ainsi qu'une partie de bas GI légumes comme des asperges ou une salade d'épinards, au lieu d'une option d'hydrate de carbone comme le pain ou le riz blanc. C'est parce que des glucides, comme je vais vous mentionner plusieurs fois dans ce livre, ont le pouvoir de surmonter bon nombre des meilleurs avantages de votre jeûne intermittent. L'une des principales raisons pour lesquelles la méthode de jeûne intermittent 16/8 fonctionne est parce qu'il puissant contrôle votre niveau d'insuline. Chaque fois que vous mangez un repas riche en glucides, vous êtes en annulant ce merveilleux avantage. L'insuline est une hormone de stockage des graisses, et le moment où votre corps commence à prendre et à métaboliser les glucides, il commence à la surproduction d'insuline. La manière la plus simple à comprendre c'est avec cette formule : glucides plus conduire à plus d'insuline, et plus d'insuline mène à plus de poids, plus la sensation de faim, la haute pression sanguine, vieillissement rapide, et une durée de vie raccourcie.

Ces effets sont exactement ce que le jeûne intermittent corrige, donc pour vraiment obtenir le meilleur parti de vos avantages rapide, je vous recommande de ne jamais briser une rapide avec un repas riche en glucides, et qui vous suivent généralement un bas-carb, à haute teneur en graisses menu durant vos heures d'alimentation.

Maintenant, dans l'intérêt de la divulgation complète, je ne veux que vous sachiez qu'il y a plein de gens qui vont sur un rapide 16/8 et écharpe sur une boîte de beignes pendant leur période d'alimentation. Beaucoup d'entre eux en fait encore perdre du poids parce que si tout est si efficace, mais ils ne perdent pas autant qu'ils devraient être en train de perdre et ils ne sont certainement pas d'obtenir tous le cerveau, améliorant la longévité et la promotion des effets anti-vieillissement qu'ils devraient obtenir. Je veux que vous obtenez tous les avantages de votre jeûne, pas seulement un couple des livres ici et là et je veux que vous vous sentiez, fonction, et sembler grand pendant que vous le faites.

Parce que les études nous montrent qu'un bas-carb façon de manger vous laisse avec des niveaux d'insuline à la fois quand vous êtes jeune et lorsque vous êtes l'alimentation, c'est la meilleure façon de vraiment obtenir la perte de graisse, de l'énergie, de la santé et de la longévité vous êtes à la recherche.

Cela signifie-t-il absolument sans glucides ?

Pas du tout. Il y a beaucoup de bons glucides que je vous invite à inclure dans vos plans de repas. Alors que spike mauvais glucides votre taux de sucre dans le sang et causer des rejets d'insuline, bons glucides ne soulèvent pas de sucre dans le sang aussi haut ni aussi rapidement. Les meilleurs glucides vous pouvez ajouter à vos repas sont non-légumes féculents. Ces sont chargés avec des vitamines, minéraux et nourrissant les composés phytochimiques-composés de la plante que vous garder à l'abri de l'inflammation, les maladies cardio-vasculaires, vieillissement rapide, et même le cancer. Ils fournissent également un grand approvisionnement en fibres afin de s'assurer que tout se passe bien. Cela est particulièrement important lorsqu'on fait le jeûne intermittent à cause du manque d'alimentation constante peut, au premier abord, laissez les gens un peu irrégulier. Les fibres en légumes va corriger cela pour vous rapidement et naturellement.

Pour faire votre choix plus facile pour vous, j'ai créé cette liste d'excellents glucides pour inclure l'alimentation au cours de la portion de votre jeûne intermittent :

- Artichauts

- Les asperges

- Le brocoli

- Choux de Bruxelles

- (Toutes les variétés de chou sont grands)

- Le chou-fleur

- Le Céleri

- Le Concombre

- L'Aubergine

- Les poireaux

- Les Lentilles

- Les haricots (rein, pois chiche et de haricots verts, en particulier)

- Verts (cela comprend les feuilles de moutarde, chou frisé et chou vert)

- Les Champignons

- L'okra

- Les oignons

- Peppers

- Les radis

- Les épinards

- Squash

- Bettes

- Tomato

- Le cresson et tous les autres légumes verts (y compris romaine,

laitue iceberg, la chicorée et la
roquette)

- Les courgettes

Quand il s'agit de fruits, votre meilleur choix sont :

- Pommes et poires

- Les abricots

- Les baies (y compris les framboises, bleuets, fraises, baies noires, de groseille, cassis)

- Cerises

- Le pamplemousse

- Les pêches

- Figs

Mes conseils pour un bon 16/8 rapide :

Astuce n° 1 : Trouver le moment qui vous convient le mieux, mais s'en tenir au plus près d'une fenêtre d'alimentation de 8 heures que possible l'exemple que je donne ici est basé sur ma propre 16/8 le jeûne, mais cela ne signifie pas que vous avez à manger le dîner à 8 h la veille et briser votre fast à 12 heures. C'est juste la façon dont je le fais, mais vous pouvez choisir de manger le dîner à, disons, 9 h la veille et briser votre vitesse le lendemain à 1 h, ou vous pouvez manger le dîner à 7:45 PM et briser votre rapide à 11:45 AM le jour suivant. Certaines personnes même prolonger leur jeûne de 16 heures à 18 ou même 20 heures. Ils le font en mangeant le dîner la veille au soir à 20h et puis ne pas manger quoi que ce soit jusqu'à 18 ou 20 heures plus tard, le jour suivant.

C'est une méthode extrême qui ne fonctionne vraiment que pour une petite poignée de personnes et pas un seul Je recommande personnellement, car il ne permet pas l'alimentation de 8 heures qui nous montre la recherche fait partie de la raison pour laquelle le 16/8 fast fonctionne si bien. Mais c'est vraiment jusqu'à vous, comment votre corps se sent, et votre programme particulier. Et bien sûr, le jeûne sur un plan légèrement modifiée est beaucoup plus bénéfique que le jeûne pas du tout parce que vous ne pouvait pas l'adapter à votre journée !

Astuce # 2 : Liquidation Avec petit-déjeuner

pour une bonne mise en garde est que l'un

selon le planning que vous choisissez pour

vous-même, vous aurez besoin de toujours

éviter de manger le petit-déjeuner (ou

n'importe quel repas du matin qui a lieu

quelques heures après que vous avez réveillé)

pour le cortisol et d'insuline raisons que j'ai

expliqué précédemment et vous pourrez

également éviter de manger quoi que ce soit

dans les trois heures avant d'aller dormir.

Astuce # 3 : pour la perte de poids plus

rapide, mieux les effets anti-inflammatoires

<u>et d'améliorer le fonctionnement du cerveau et de l'humeur, viser à haute valeur protéique, Élevé en gras et les repas Low Carb</u>

Comme vous le savez maintenant, le jeûne intermittent sur le plan 16/8 est si efficace que vous pourriez être l'amoncellement d'un carb-fest pendant vos périodes d'alimentation et vous auriez probablement encore voir les résultats de perte de poids assez grande, en raison de la manière dont ce jeûne oblige votre corps pour passer de la combustion de glucose pour graver vos propres magasins de graisse du corps. Mais, et c'est un gros mais, vous ne seriez pas en tirer le meilleur parti de toutes les prestations de santé fournies par le jeûne intermittent si vous étiez à manger comme cela. C'est parce qu'une grande quantité de glucides, en particulier les glucides simples, provoque les changements dans votre taux de sucre dans le sang, l'insuline déclencheurs des joncs et des commutateurs sur votre réponses inflammatoires. Maintenant, le jeûne intermittent a été montré au travail très efficace pour refroidir l'inflammation, mais si vous êtes constamment sur la commutation rapide de l'inflammation qui essaie de s'arrêter, éventuellement, de l'inflammation l'emporterez. Peu importe la méthode de guérison ce jeûne est, à plusieurs reprises si vous permettez-vous de trop manger des aliments qui provoquent la maladie, tout le jeûne intermittent dans le monde ne seront pas très utiles.

C'est pourquoi je recommande fortement que ceux qui veulent perdre une plus grande quantité de poids, celles qui sont atteintes de maladies chroniques d'aucune sorte et le diabète de type 2 en particulier, et ceux qui ont vraiment besoin de voir une amélioration de la fonction cérébrale, mélanger cette méthode rapide avec un bas carb plan de repas. Vous devriez obtenir la majorité de votre apport en glucides à partir de bas GI, non-légumes féculents et d'une partie limitée de fruits. Autre que cela, n'hésitez pas à manger autant de délicieux de lipides et de protéines que votre coeur désire. Si vous êtes inquiet au sujet de la faim au cours de périodes d'alimentation, N'oubliez pas que manger à faible teneur en glucides, les repas à haute teneur en matières grasses est en réalité beaucoup plus satisfaisant que manger des repas à faible teneur en gras, de carb. Pensez-y-lorsque vous êtes absolument ce que voraces préférez-vous, un bagel ou bacon à sec, l'utilisation des portions de beurre, et un steak aussi grand que vous le souhaitez ?

Astuce # 4 : Si vous êtes manger bas Carb, ne pas souligner des Calories ou le contrôle des portions

Ce conseil est lié à l'un au-dessus. Alors que la vaste majorité des gens sur le 16/8 n'rapide remarquablement bien et rester avec elle, les quelques cas que j'ai vu où cela ne s'est pas produit parce que d'une chose et une seule chose : compter les calories et les portions.

Simplement mis, si vous mettez ce jeûne méthode dans le monde un régime alimentaire faible en calories où vous devrez exécuter autour de mesure, de comptage, et s'inquiéter de tout ce que vous mettez dans votre bouche, il finira par échouer, tout comme n'importe quel régime alimentaire faible en calories. La raison pour laquelle tant de gens s'en tenir avec le jeûne intermittent sur la méthode et les résultats 16/8 voir cette dernière est parce qu'il n'est pas un régime. Vous serez beaucoup plus susceptibles de durer pendant votre période de restauration rapide ouvert 24h/16 si vous savez que vous avez une quantité satisfaisante de l'attendent au cours de votre période d'alimentation de 8 heures. Votre corps doit comprendre également qu'il est nourri et pris en charge et ne pas essayer de s'accrocher à toute graisse inutilement. Si, d'autre part, vous commencez à essayer de réduire les calories et de limiter considérablement les portions, deux choses vont se produire : 1 : Votre corps commence à souffrir de la souche de jeûne et d'être sur un régime alimentaire faible en calories, qui est un combo, je ne recommande jamais. 2 : votre volonté et l'enthousiasme va prendre un coup de toutes les choses habituelles qui rendent impossible de réussir à suivre un régime, comme le comptage, la mesure, et inquiétant. Le truc avec si c'est que c'est intuitif. Lorsque votre est rapide, vous mangez du vrai, ensemble, et tout à fait satisfaisant les repas jusqu'à ce que vous soyez totalement satisfaits.

Votre corps a été faite à fast et fête de façon cyclique, et il répond vraiment bien à ce type de repas. Ne laissez pas les années de régime hype entrer dans votre tête et vous confondre. Écoutez votre corps et vous verrez ces livres disparaître pendant que vous êtes nourri, alimenté, énergique et en bonne santé !

Inscrivez-vous à moi pour le prochain chapitre pour avoir un oeil à la façon dont le jeûne intermittent peut littéralement détruire l'une des plus grandes causes de notre temps !

-

L'un des plus grands mensonges que nous avons été nourris au cours des dernières années, c'est que notre cerveau ne peut pas fonctionner sans le glucose comme son carburant. Cela a conduit à beaucoup de gens tentent désespérément de "garder" leurs niveaux de sucre dans le sang par grignoter tout au long de la journée. Même lorsqu'ils mangent ce qu'on appelle des en-cas sains, ils font encore un préjudice irréparable à leur corps, leur esprit, et leur longévité à long terme.

L'une des choses les plus importantes que je veux retenir de ce chapitre n'est ce message- le cerveau humain n'a pas besoin d'une grande offre de glucose pour fonctionner. En fait, le glucose est comme bon marché, du carburant non filtré. Il peut être facilement disponibles, mais il ne devrait jamais être votre premier choix pour l'énergie. Malheureusement, des décennies de nutritionnistes recommandant des régimes alimentaires qui comprennent des soi-disant "sain" mini-repas composé de carb-chargés d'aliments riches en sucre, comme les céréales, fruits secs, et d'autres pièges du glucose ont laissé les gens de manger tous les jours et chaque bouchée est une étape plus près de l'une des plus grandes causes de notre temps - le diabète !

Laissez-moi vous donner un exemple de cette information erronée : avez-vous déjà parlé à votre médecin que vous vouliez aller sur une diète sans sucre complètement ou même d'une recherche sur les sites web de santé traditionnels ce type de régime ? Je suis presque certain que vous avez été mis en garde contre le fait d'aller trop loin avec l'alimentation sans sucre, avec une ligne qui va quelque chose comme, "le glucose est le carburant primaire du cerveau et est important pour le bon fonctionnement, tant que vous n'allez pas par dessus bord, le sucre peut jouer un rôle dans votre alimentation saine." c'est le même genre d'excuse que les gens donnent souvent quand ils vous disent pourquoi ils ne peuvent pas aller sur un rapide intermittent. Vous voyez, depuis si longtemps nous avons cru que le maintien de notre cerveau et organes alimentés avec du glucose à travers près de snacking continue et l'idée dépassée de trois repas "solide" est absolument nécessaire,

Il est temps de démystifier cette notion dangereuse ici et maintenant-glucose n'est pas étonnant que l'élite de la science paresseux a fait dehors pour être depuis tant d'années, et lorsque vous jeûnez, vous n'êtes pas mettre votre corps et l'esprit en péril. Tout le contraire est vrai.

Maintenant, nous savons que le cerveau n'a généralement bien sur environ 30 grammes de glucose sur de très haute teneur en graisses et bas-carb régimes, tels que ceux de manger un régime alimentaire traditionnel des Inuits ou d'aller sur l'extrême Paleo. Où est donc ce glucose ? Pas d'aliments sucrés, pas de glucides féculents, mais de votre propre corps ! Quand votre corps entre dans un état de jeûne il peut faire jusqu'à 21 % de son propre approvisionnement en glucose par la combustion de matières grasses. Lorsque vous jeûnez, votre corps produit du glycérol, qui fournit beaucoup de votre cerveau utilise le glucose pour l'énergie. Le reste peut facilement être faite à partir de votre régime régulier et n'exige pas de vous d'aller sur certains nutritionniste fou-approuvé tous les jours carb fest.

Alors, la prochaine fois que quelqu'un vous dit que le fait d'aller sur un régime de jeûne intermittent est dangereux parce qu'il permettra d'éliminer votre glucose de l'organisme offre, dites-leur que votre propre corps est très capable de remplir le petit besoin pour le glucose qu'elle a et que vous n'avez pas besoin de manger toute la journée, tous les jours, non-stop, d'être en bonne santé. Un simple regard sur la façon dont nos ancêtres ont vécu est plus que suffisant pour illustrer ce point. Combien de chasseurs-cueilleurs pensez-vous se promenaient dans la forêt de grignoter sur le glucose-paniers de la nourriture toute la journée et l'arrêt de leurs activités de manger trois repas ? La réponse est presque certainement aucun, et si nos ancêtres n'ont pas besoin de s'inquiéter de sauter un repas ou deux, nous sommes capables de faire la même sans aucun effet secondaire nocif. L'une des grandes différences entre la façon dont nous vivons maintenant et la façon dont nous avions l'habitude de vivre, c'est que, à cette époque, une maladie comme le diabète ne pouvaient tout simplement pas ont pris racine et se propager comme il est fait aujourd'hui. Et la raison est-ce nous avons mangé pour la nutrition, quand nos corps ont besoin, et non par un calendrier arbitraire qui nous force à nous maintenir dans un jeun dans beaucoup trop de l'époque.

Cette alimentation continue nous a laissé avec un énorme problème du diabète sur nos mains. 371 millions de personnes dans le monde ont maintenant cette condition terrifiante et ce nombre semble prête à se multiplier rapidement. Au cours des 10 dernières années, le taux de nouveaux cas de diabète a augmenté de 90 % ! Et tout indique l'existence d'une vérité que nous ne pouvons pas ignorer : si nous continuons à faire ce que nous avons fait, nous allons continuer de voir des niveaux épidémiques de diabète ! C'est pourquoi le jeûne intermittent est si important. Il n'est pas seulement le contraire de tous les conseils médicaux rassis nous savons maintenant ne fonctionne pas, il a également été prouvé pour éliminer le diabète.

Maintenant, le jeûne comme un moyen de guérir le diabète n'est pas un concept nouveau. Historiquement, le jeûne a toujours été considéré comme la meilleure médecine pour presque tous les types de maladie, et tout le chemin du retour en 1906, le célèbre chef de file mondial dans l'expert en matière de diabète Le Dr Elliot Joslin postule que le jeûne était le parfait remède pour le diabète.

D'une certaine manière, cette connaissance a été perdue en cours de route et depuis, nous avons été effectivement nourrir le monstre qu'est le diabète. Alors, comment le jeûne intermittent ? Il affame le diabète de type 2 à droite dans la non-existence en retirant ses causes profondes, l'inflammation chronique et la résistance à l'insuline.

Maintenant, c'est le contraire de l'accepté l'avis de la plupart des médecins et nutritionnistes. Ils nous disent que les diabétiques ont besoin de manger souvent et régulièrement tout au long de la journée afin d'en stabiliser les niveaux de sucre dans le sang et de combattre la résistance à l'insuline. Mais si c'était vrai, les millions de personnes qui ont été soigneusement suivant ce régime alimentaire mal aurait vu l'amélioration de leur diabète. Au lieu de cela, leur résistance à l'insuline n'a qu'empiré, leur sucre de sang est impossible à contrôler, ils mettent sur les livres, et ils ont été informés que leur situation est incurable et qu'il se poursuivront et peut-être finir par être la cause d'une mort précoce.

Eh bien, si cela vous semble familier terrifiante, je voudrais vous dire que ce n'est pas vrai du tout. Votre condition est *certainement* *contrôlable* et *même* *réversible,* une fois que vous laissez aller de la mythes couramment prescrits sur la bonne façon de manger pour le diabète. Le jeûne intermittent a fourni beaucoup de gens avec "soi-disant" le diabète incontrôlable avec une solution rapide et efficace qui fonctionne sans médicaments. Encore, la médecine conventionnelle insiste sur le fait que le jeûne n'est pas la réponse pour le sucre de sang stable et qu'en fait, il pourrait même être dangereux pour les diabétiques !

Mais l'évidence nous raconte une histoire totalement différente : un certain nombre d'études ont montré que, loin d'être une cause de l'hyperglycémie et de l'insuline, le jeûne intermittent abaisse le sucre de sang en fait, à long terme et élimine complètement la résistance à l'insuline ! Dans une étude récente, les personnes atteintes de diabète de type 2 a essayé le jeûne intermittent pendant trois jours et affiche immédiatement les niveaux de glucose de sang beaucoup plus faible et une augmentation de la sensibilité à l'insuline. Dans un autre test, les diabétiques de type 2 qui est allé au-delà de la période de 12 heures de ne pas manger la nuit, par le fait de ne pas manger pendant 18 heures, a montré une baisse de 23 % de la glycémie ! Ceux qui se livrent à un une fois par semaine 24 heures affiche rapidement une forte chute des taux de glycémie et jusqu'à une baisse de 31 % des niveaux d'insuline !

Comme nous le savons, la perte de poids est un objectif majeur pour la plupart des personnes atteintes de diabète de type 2. C'est parce que tout poids supplémentaire peut en fait spike la résistance à l'insuline, ce qui rend impossible pour le corps à utiliser l'insuline correctement. Le jeûne intermittent fait des merveilles dans ce domaine. Après seulement une courte période de jeûne par intermittence, votre corps à niveaux de l'hormone de croissance (HGH) tirer jusqu'à 5 fois. C'est extrêmement bénéfique pour la perte de poids, parce que

HGH favorise la combustion des graisses, ce qui entraîne une perte de poids rapide. Le jeûne intermittent fait baisser les niveaux d'insuline tout en augmentant simultanément des montants de l'hormone de norépinéphrine et de ces deux actions aident votre organisme à métaboliser les graisses et l'utiliser comme source d'énergie.

En plus de cela, les études montrent que les courtes périodes de jeûne intermittent peut réellement augmenter votre métabolisme de près de 4 %, ce qui fait brûler des calories et perte de poids extrêmement facile.

Une autre façon que si la lutte contre le diabète grâce à la perte de poids est en provoquant une perte de poids ciblée dans la région abdominale. Ces jeûnes par intermittence a révélé une moyenne de 4 à 7 % de perte en tour de taille. La recherche a longtemps fait de la graisse abdominale, comme un coupable dans l'élaboration et de l'aggravation du diabète de type 2, donc par casser la graisse du ventre, s'est aussi éliminer les conditions qui causent le diabète.

Et la meilleure partie est que ces résultats sont communs à toutes les discipliness, si vous choisissez un rapide 24h/24, un jour de rechange rapide, ou un des autres méthodes de jeûne.

Alors qu'est-ce que cela nous ? Peu importe le type de jeûne intermittent de la méthode que vous choisissez, tous sont de vraies options de traitement pour le diabète de type 2 qui fonctionnent bien mieux que les traitements communs sur le marché maintenant.

Cependant, même avec tous ces incroyables récompenses, il y a certains risques à considérer lorsqu'il s'agit de commencer un nouveau plan d'alimentation avec le diabète.

Dans cette optique, j'ai établi un plan détaillé pour vous aider par intermittence rapide avec plus de succès et de sécurité.

Le jeûne avec le diabète :

Quel est le meilleur type d'Intermittent vite pour moi, en tant que diabétique de type 2 ?

Bien que tous les types de SI sont incroyablement et sains ont montré à la fois dans des études de cas et dans la recherche scientifique d'avoir un excellent effet sur ceux atteints de diabète de type 2, J'ai un favori personnel quand il s'agit de l'abaissement de la résistance à l'insuline et d'accélérer la perte de poids tout en le rendant facile de rester sur la bonne voie.

C'est le 16/8 type de restauration rapide,

dans laquelle il vous suffit de limiter le

nombre d'heures dans la journée où vous

pouvez manger. Veuillez vous rendre au

chapitres précédents de ce livre où j'aller

plus en profondeur sur la façon d'obtenir les

meilleurs résultats de ce type de

restauration rapide pour plus

d'informations.

<u>Note importante</u> : il est fondamental de

garder à l'esprit que le jeûne intermittent est

une excellente option de traitement pour le

diabète de type 2, mais qu'il n'est pas recommandé pour les personnes atteintes de diabète de type 1.

Si vous tentez d'essayer si le diabète de type 1, il existe un risque sérieux que votre taux de glycémie peuvent tirer trop haut et conduire à l'hyperglycémie. Ce sera à son tour causer des substances appelées corps cétoniques à s'accumuler dans votre système, conduisant à un état dangereux appelé acidocétose diabétique.

Si vous utilisez actuellement l'insuline pour contrôler votre diabète de type 2, c'est une bonne idée de parler avec votre médecin avant de commencer votre rapide, car des changements soudains dans votre alimentation peut affecter considérablement les niveaux d'insuline, ce qui signifie que le jeûne intermittent peut vous rendre soudainement trop sain pour la quantité de médicament que vous prenez.

Le secret pour réussir le jeûne avec le diabète de Type 2 :

Suivez ces conseils pour vous assurer que votre jeûne intermittent entre le diabète de type 2 hors de votre vie pour de bon !

Le prendre lent au début :

Alors que s'est certainement un traitement hautement efficace, le diabète de type 2 est toujours un point délicat et grave, et il est important de comprendre que les taux d'insuline déjà dans votre corps peut rendre difficile pour vous d'obtenir en mode debrûlure tout de suite. Cela ne signifie pas que vous ne pourrez pas obtenir les résultats que vous voulez. Cela signifie seulement que vous devez peut-être commencer lentement. Une excellente façon de le faire est de réduire les périodes de jeûne un peu, permettant à votre corps à l'aise dans le processus.

Réduire les glucides :

C'est quelque chose je conseille tout le monde de commencer le jeûne intermittent à faire, mais c'est d'autant plus essentiel pour les personnes atteintes de diabète de type 2. Alors que vous avez probablement entendu dire que les glucides complexes sont une partie essentielle d'une alimentation saine pour les personnes atteintes de diabète, ce n'est tout simplement pas vrai. Quelle que soit la complexité de la carb vous mangez, il peut quand même faire beaucoup de pression sur votre corps maxed dehors par la création d'un besoin de plus en plus d'insuline, vous laissant le malade, fatigué, l'embonpoint, et brûlé.

Afin de s'assurer que votre glycémie ne pas échapper à tout, vous devriez commencer le jeûne intermittent tous avec une brève période de bas-hydrate de carbone à aucun repas. Ceci s'applique également aux jours où vous êtes à jeun, ainsi que celles où vous n'êtes pas, car la coupe des glucides est la clé pour maintenir votre glycémie dans vérifier tout en entrant dans un état cétogène légèrement et faciliter la perte de poids. Si vous ne le faites pas, vous aurez de la difficulté à trouver votre entrez le phase de combustion des graisses, tout en mettant votre santé en danger avec la possibilité d'un taux élevé de sucre dans le sang élevés.

Lors de la coupe de glucides, essayez de garder votre apport en glucides total bien au-dessous de la ligne de 100 grammes par jour, et toujours choisir des aliments à faible charge glycémique et les index.

Essayer différents types de jeûne intermittent et choisir le droit pour vous :

Comme vous le savez, si n'est pas une processus. Il y a différentes façons de jeûner par intermittence et chaque méthode a ses avantages et inconvénients potentiels, en fonction de votre composition unique et l'état. Réactions au jeûne diffèrent largement entre les personnes, de sorte qu'il est crucial d'avis vraiment comment vous vous sentez avec chaque type de restauration rapide et de faire une sélection basée sur la façon dont votre corps réagit. Je vous recommande de commencer avec un si rapide que vous permet de manger un peu de calories par jour, plutôt qu'une, pas de calories rapidement. Cela permettra d'assurer que votre glycémie reste stable tout au long.

De l'exercice lorsque vous vite pour les meilleurs résultats :

Amplifier votre diabète de type 2-busting résultats en ajoutant un peu d'exercice au mélange. Travailler pendant que vous êtes encore le jeûne prend le sucre de sang de l'abaissement et la sensibilité à l'insuline à un tout autre niveau, s'assurer que vous obtenez le meilleur parti de votre si des efforts.

Parce que vos niveaux de sucre dans le sang ont tendance à être plus élevée le matin, c'est une excellente idée de l'exercice très tôt le matin sur un estomac vide pour une combustion des graisses et du sucre dans le sang en diminuant les effets secondaires.

Ne jamais briser votre repas rapide avec un High-Carb

Toutes les personnes sur une rapide intermittents devraient viser à orienter clairement de glucides lors de la rupture de leur jeûne, mais lorsqu'il s'agit de personnes atteintes de diabète de type 2, une rupture rapide avec haut-carb nourritures peut orthographier la catastrophe majeure. Je ne peux insister assez sur ce point, non seulement faut-il être combiner votre si avec un bas-carb régime, vous ne devez jamais atteindre pour un carb comme votre premier post-repas rapide. C'est parce que les glucides sont essentiellement de sucre sous forme de chaîne, de sorte que vous les manger, ils ont immédiatement spike votre glucose de sang et rendre votre résistance à l'insuline bien pire.

Si vous suivez le calendrier, n'oubliez pas que votre taux de glycémie sera souvent plus élevée dans la matinée que votre foie est occupé à faire le sucre du jour au lendemain. Pour cette raison, je recommande que votre premier repas devrait être en protéines et en lipides-chargé et aussi bas que possible dans le contenu de carb, afin de couper votre foie est la production de sucre. Une excellente façon de vous casser votre est rapide avec une poignée de noix, ou rendez-vous pour les oeufs, viandes, et d'autres riches sources de protéines, tout en évitant les aliments qui sont IG élevé. Après votre premier repas de la journée, vous devriez être en mesure de compléter votre consommation avec de petites portions de féculents, non-bas GI Légumes et fruits.

Gardez un Œil sur votre médicament de niveaux :

C'est quelque chose que j'ai brièvement mentionné ci-dessus, mais c'est tellement important que j'aimerais aborder à nouveau.

Quand il s'agit de diabète de type 2, le jeûne intermittent travaille-je veux dire, fonctionne vraiment. Même à partir de votre premier jour de jeûne, vous verrez probablement votre glucose de sang tomber beaucoup plus bas que vous avez vus avant. Cela signifie qu'en jours de jeûne, vous pouvez ajuster vos doses de médicament parce que si est si efficace à faire ce que vos médicaments sont d'essayer de faire que l'ajout à la fois le jeûne et l'ensemble de médicaments peut entraîner des niveaux de glucose de sang dangereusement bas. En fait, je connais une femme qui avait été un diabétique de type 2 depuis plus de 30 ans et avait toujours élevé des niveaux de glucose de sang. Quand quelqu'un lui a fait connaître le jeûne intermittent, elle a été choqué par les résultats qu'elle a vu !

Son sky-généralement des taux de glycémie élevés était tombé si bas qu'elle ne pouvait pas croire ce qu'elle voyait. Elle a consulté son médecin et il lui a dit que s'était fait un grand travail d'abaisser son taux de glycémie qu'il allait devoir abaisser la quantité de médicaments qu'elle prenait pour son diabète-parce que si le médicament et l'ensemble aurait été trop. Elle a continué avec le jeûne par intermittence et en quelques mois a été en mesure de réduire progressivement, puis d'éliminer ses médicaments complètement.

Ce n'est qu'un cas, mais j'ai eu tant d'sont juste comme lui que je suis sûr que vous allez commencer à voir tout à fait un énorme changement dans vos niveaux de glycémie très tôt. Surveiller vous-même étroitement et parlez à votre médecin pour vous assurer que la réduction de la posologie est le meilleur choix pour vous.

Le seul cas où je ne crois pas qu'aucun médicament Posologie des changements sont nécessaires, c'est quand il s'agit de la metformine. La metformine est un médicament qui travaille à réduire la résistance à l'insuline et peut être une grande partie de votre plan de santé, côte à côte avec des SI et des bas-carb. Lorsque votre résistance à l'insuline s'estompe dans le jeûne intermittent, vous aurez probablement obtenir le feu vert de votre médecin pour ajuster ou d'éliminer la metformine trop, mais encore une fois, il est absolument essentiel que vous parlez à votre médecin avant d'apporter des modifications sur votre propre.

Attention à l'hypoglycémie :

Certains des médicaments que vous prenez pour votre diabète peut causer des épisodes d'extrêmement bas sucre de sang, autrement connu comme l'hypoglycémie. Les médicaments les plus susceptibles de le faire sont les sulfamides hypoglycémiants comme glyclopyramide, Glibenclamide, Glyburide, glibornuride, gliclazide, glipizide, glibornuride, gliquidone, glisoxepide et glimépiride. Parce que si la résistance à l'insuline, votre être abaissé comme vous rapide, ces médicaments peuvent causer votre pancréas à libérer plus d'insuline que vous avez vraiment besoin.

Si votre glycémie baisse considérablement, il peut être nécessaire de prendre en quelques glucides à court terme. À long terme, vous aurez besoin de parler avec votre docteur au sujet de la réduction de votre posologie, de sorte que vous pouvez continuer à rapide par intermittence et rester à un bas-carb plan de l'alimentation, afin de complètement contrôler et inverser le diabète de type 2 !

Si c'est le début de votre voyage vers la guérison si votre diabète de type 2, alors je suis très heureux pour vous. Vous séjournerez à l'affichage des modifications et améliorations apportées à votre santé, le corps, l'apparence, l'humeur, et l'esprit que de nombreux médecins ont dit à tort vous avez été presque impossible. N'oubliez pas de continuer de surveiller votre glucose de sang et d'ajouter à l'exercice et vous allez vraiment être sur votre chemin à un avenir sans diabète, dans un véritable coffre-fort, naturelles, et efficace !

Ainsi le jeûne intermittent fonctionne des merveilles pour votre corps, mais qu'en est-il de votre cerveau ? Assurez-vous de vérifier le chapitre suivant pour tout savoir sur son

cerveau économiser !

Si je vous ai demandé de nommer certains de vos plus grandes craintes de santé liés au vieillissement, je suis prêt à parier que la démence, perte de mémoire, ou tout autre trouble cognitif serait définitivement dans le top dix. Pourquoi ? Eh bien, tout simplement, les troubles cognitifs ont atteint un niveau record. Nous sommes venus à accepter que tout le monde va enfin finir par perdre leurs facultés mentales, de devenir dépendant d'autres personnes pour effectuer les tâches les plus élémentaires et d'être incapable de s'occuper d'eux-mêmes. Comme vous lisez ceci, près de 50 millions de personnes atteintes de démence dans le monde entier et il y a plus de 7 millions de nouveaux cas chaque année ! Bien que beaucoup de gens se tournent vers le jeûne intermittent, à la recherche d'une solution à la prise de poids, fatigue, et d'autres préoccupations, un nombre croissant sont aussi à la recherche dans le but de sauver littéralement leur cerveau !

Vous avez probablement entendu tout le battage sur la bonne façon de régler votre cerveau et vous protéger contre le déclin cognitif lié à l'âge, non ? "Il faut manger beaucoup de poisson, manger la graisse, ne mangez pas gras, se gaver de kale, bourrer sur les oeufs, devenez-le, rendez-Paleo !"

Quand il s'agit de la santé du cerveau, il semble que chaque nouveau morceau de conseil que vous entendez de la part de médecins, nutritionnistes, spécialistes de l'alimentation et semble contredire directement les recommandations précédentes, rendant facile à confondre et à se demander si la nutrition n'a vraiment rien à voir avec un esprit sain à tous. Eh bien, j'ai un très clair, court, et de réponse simple pour vous. C'est vraiment comment et quand vous mangez que compte le plus pour votre cerveau, plutôt que ce que vous mangez. Si vous voulez augmenter vos cellules du cerveau, rester mentalement les jeunes, et de garder tout un tas de matières dangereuses-vidange du cerveau comme la maladie d'Alzheimer, la dépression, et même différents types de troubles psychiatriques à bay, oubliez talonne les dernières super aliment ou le régime alimentaire. Au lieu de cela, se concentrer sur l'exploitation de la puissance d'une des plus anciennes et simples outils de guérison que l'humanité a-jeûne.

Je sais, ça semble assez difficile à croire. Après tout, nous avons tous passé des décennies audience que ce repas ou que l'ingrédient particulier est la clé de la guérison de notre cerveau. Cependant, récemment, l'étude après étude scientifique vient prouver qu'en fait, moins fréquemment vous nourrir le cerveau, mieux il fonctionne.

Maintenant, je ne dis pas que vous devriez essayer de se priver de nourriture afin de se raviser ou garder vos esprits aiguisés. Qui serait contre-productif parce que nos cerveaux ont besoin d'un certain niveau de l'apport calorique pour alimenter leurs fonctions et les maintenir en excellent état. En outre, nos cerveaux sont largement constituées de tissus gras et serait susceptible d'amoindrir d'une très faible en calories ou un régime à faible teneur en matière grasse.

Ce que je dis, et ce que les médecins, les nutritionnistes et les scientifiques du monde entier ont commencé à épouser, c'est que par intermittence le jeûne est le moyen idéal pour aider votre cerveau fonctionne à vitesse maximale, l'efficacité, et de l'intelligence pour le plus longtemps possible. Se sentir un peu sceptique ? Qui pourrait blâmer vous ? Après des années d'informations contradictoires concernant les meilleures méthodes pour atteindre la santé du cerveau, il est facile de penser que le jeûne intermittent est également un autre feu de paille-dans-le-pan fad. Mais la grande différence entre le jeûne et d'autres méthodes est la preuve. Il y a beaucoup de données scientifiques pour sauvegarder prétend que le jeûne intermittent profitent en réalité le cerveau d'une façon mesurable, tangible, et encore plus important, il y a des milliers de cas, passé et présent, qui nous montrent l'importance du jeûne pour une meilleure, plus forte et plus durable du cerveau.

Prenons un oeil à combien le jeûne intermittent améliore le fonctionnement du cerveau :

Le jeûne intermittent travaille principalement en ralentissant le cerveau (et du corps) du processus de vieillissement en réunissant l'inflammation généralisée à un crissement. Pensez à ceci : l'alimentation est en grande partie un processus inflammatoire très. Chaque fois que vous s'asseoir et profiter d'un repas, vous êtes involontairement déclencher une série de réactions au sein non seulement votre corps, mais votre esprit. Le plus important de ces réactions est que votre glycémie commence à augmenter. Maintenant, cela a lieu le plus quand vous mangez des glucides ou sucre aliments, mais c'est aussi une partie du processus métabolique, donc même les aliments sains comme les légumineuses ou certains légumes ne vous protège pas d'une légère augmentation de la glycémie.

Lorsque le taux de sucre sanguin augmente, il provoque toute une série d'effets secondaires indésirables et de mauvais augure, mais son effet est plus mortelle de sa capacité à augmenter les niveaux de cytokines pro-inflammatoires. Les cytokines pro-inflammatoires agissent comme messagers, répandre le feu brûlant de l'inflammation tout au long de votre système, et essentiellement des ravages sur la santé de votre cerveau et la stabilité. Parce que les cytokines pro-inflammatoires littéralement la lumière de votre cerveau avec l'inflammation, il est vital de les arrêter avant qu'ils grillent votre plus important organe !

Heureusement, ceci est facilement fait en pratiquant le jeûne intermittent. La recherche a montré que chaque fois que vous rapidement, vous supprimer efficacement ces dangereuses les cytokines pro-inflammatoires et de mettre un terme à leurs actions destructrices, tout en favorisant la production des cytokines anti-inflammatoires qui refroidissent la flamme et apaiser le cerveau.

Un autre risque associé à l'augmentation du taux de sucre dans le sang qui vient de trop ou mal manger temporisé est la contraction cerveau ! Oui, c'est la troublante vérité : augmentation de la glycémie peut réellement causer votre cerveau hippocampe à sécher et rétrécir. Considérant que l'hippocampe est votre cerveau mémoire du centre, vous pouvez voir la gravité de la menace d'une on peut être réduite !

Dans une étude allemande, un groupe de plus de 100 sujets ont été évalués afin de déterminer la taille de l'hippocampe, ainsi que leurs niveaux de sucre dans le sang et capacité d'apprendre et de mémoriser. Les chercheurs ont découvert ce qui était absolument étonnant : il y avait un lien très fort entre une glycémie élevée, une mauvaise mémoire, réduit les capacités d'apprentissage, et un plus petit hippocampe. Résultats de la part des personnes qui ont participé à l'étude affichent un fait évident : plus le taux de sucre dans le sang, le plus petit que son hippocampe était susceptible d'être, et les moins capables qu'ils étaient d'apprendre et de retenir de nouvelles informations. Les personnes qui avaient le plus faible taux de sucre dans le sang ont également été trouvé pour avoir une plus grande et plus sain de l'hippocampe ainsi que de meilleures capacités cognitives et de souvenirs !

Combien de fois avez-vous entendu l'expression "tout ce que le sucre se décomposer votre cerveau" ? Ainsi, ces résultats prouvent que le fait de dire est vrai. Dans l'élévation des niveaux de glucose de sang associée à l'apport calorique sont certainement connecté à un rétrécissement du cerveau, perte de mémoire, et une perte de la capacité d'apprendre de nouvelles informations. Nous savons maintenant que le jeûne intermittent travaille pour réduire considérablement les niveaux de sucre dans le sang et les garder dans une fourchette basse en permanence. Ceci peut venir comme un choc pour la plupart des gens. Certes, depuis bien trop longtemps, nous avons été nourris le mythe que manger de petits repas fréquents plusieurs fois tout au long de la journée est le meilleur moyen de contrôler les taux de sucre et de garder l'esprit dans une santé optimale. Cependant, la vérité est très différente.

La recherche et l'expérience ont tous deux nous a enseigné ce que beaucoup de gens ont suspecté pour l'ans-haute fréquence de repas n'est pas la réponse. Si c'était, les millions de personnes qui prennent l'avis de leur médecin et de manger régulièrement répartis à peu de frais de repas et des collations tout au long de la journée ne serait pas en péril du sucre de sang médiée de démence. Au lieu de cela, la démence et autres troubles du cerveau sont à des niveaux épidémiques, et nous commençons enfin à voir que manger moins, moins fréquents repas (indépendamment de l'apport calorique) a pour effet de réduire les niveaux de sucre dans le sang et protège le cerveau avec succès.

Il est temps de commencer à ignorer que des histoires de bonne femme en vous conseillant de manger un petit repas toutes les deux heures. Ceux qui ont fini vers le haut sur les "petits, fréquents repas" bandwagon sont en fait d'attiser l'hyperglycémie, provoquant une inflammation grave, et la mise en place d'idée d'un effondrement massif. Manger trop de fois par jour peut entraîner une résistance à l'insuline, l'intolérance au glucose, et accélérer le processus de vieillissement, tout en apportant sur la démence et des troubles cognitifs. C'est la plus destructrice qu'on pourrait faire à votre esprit et votre corps, et il va complètement à l'encontre de tout ce que nous savons sur la façon dont nos ancêtres ont vécu.

Au cours des journées de la chasse et de la cueillette, nous n'étions pas pâturage continuellement sur une réserve inépuisable de repas et collations. En fait, nous sommes passés par de longues périodes de ne pas manger, comme on effectue pour le prochain repas ou cherché à conserver nos approvisionnements limités pour les manger quand nous avons le plus besoin. Juste parce que d'énormes quantités d'aliments sont maintenant facilement à notre disposition ne signifie pas que nous devrions manger tous les jours. Le contraire est vrai - nous devrions être imitant le cycle normal de jeûne et l'alimentation que nos cerveaux ont toujours vécu.

En utilisant le jeûne intermittent vous permet de reproduire ce cycle pour vous protéger de terribles troubles du cerveau et penser plus clairement, rapidement et efficacement que jamais. Il est important de noter que les avantages du jeûne intermittent ne s'arrêtent pas à simplement abaisser l'inflammation et les niveaux de sucre dans le sang. En fait, peut-être le plus puissant des façons dont il dynamise la puissance du cerveau est par sa capacité à provoquer un stress limité au cerveau. Maintenant, quand je dis le stress, je ne parle pas de la "inquiet, anxieux, jusqu'à clé" type de stress qui s'est avérée nocive pour le cerveau. Au lieu de cela, je veux dire le bas niveau, doux, et le stress bénéfique que jeûner places sur les cellules du cerveau, de la même manière que travailler hors places limitées, le stress positif sur les muscles. Tout comme l'exercice, bien qu'il peut causer, il est rapidement la souche momentané entraîne une amélioration de la force et le bien-être.

Chaque fois que vous réduisez l'énergie que vous prenez pour une période de temps plus longue que 5 ou 6 heures, vous commencez à avoir une incidence positive sur la croissance des neurones du cerveau. Ces épisodes de jeûne aussi directement entraîner une hausse des niveaux de l'hormone de croissance (HGH). Quand les hommes rapidement pendant 24 heures, ils éprouvent un étonnant 2000 % d'augmentation des niveaux de HGH, tandis que les femmes qui font la même expérience un 1300 % d'augmentation des niveaux de HGH en circulation !

C'est important parce qu'une ruée de HGH optimise votre métabolisme et brûler la graisse tout en économisant de protéines. De cette façon, les protéines enregistrées obtenir utilisé pour améliorer le traitement des neurones, l'entretien du collagène, de l'abaissement des triglycérides, et l' amélioration des niveaux de cholestérol de

HDL. Toutes ces choses contribuent à la santé de l'esprit.

Nous savons que la HGH est l'exact contraire de l'hormone insuline. Bien que l'insuline est intensément pro-inflammatoire, HGH est extrêmement anti-inflammatoires. Bien que l'insuline joue un rôle dans certains des troubles les plus destructrices de l'humanité a progressé aujourd'hui, HGH est une source de vie, rajeunir, et l'hormone anti-vieillissement qui répare les tissus endommagés, douses l'inflammation, et permet au cerveau d'entrer dans un état de "l'autophagie neuronale" où il nettoie les débris toxiques et renvoie lui-même à l'ultime niveau de fonctionnement. Pour cette raison, quand HGH est accrue grâce à de courtes périodes de jeûne, le cerveau de la destruction de l'insuline déclenchée par les processus de presse sont annulés.

Inversement, chaque fois qu'on consomme des aliments, ce qui entraîne une libération d'insuline d'être nécessaire, la production de HGH est supprimée, et tous ces merveilleux cerveau-stimuler les avantages que cela procure sont éliminés. Fondamentalement, les interruptions du processus de nettoyage extrêmement saine l'autophagie induit que la HGH, et lorsqu'il est interrompu, le cerveau commence à détruire lui-même !

Alors pourquoi le jeûne est la seule façon d'accroître et de protéger la production de HGH ? Ne serait pas un bas-carb régime suffisant puisque les protéines et les graisses ne causent pas de pics d'insuline de la même façon que le carb-plats lourds à faire ? Eh bien, la réponse est alors que les protéines et les matières grasses n'est pas spike votre insuline comme un bol de pâtes alimentaires, s'ils ne sont pas nécessairement aussi faire votre HGH niveaux aucune faveur non plus. La simple vérité est que la consommation, en elle-même, a un effet sur la suppression de l'hormone de croissance. C'est pourquoi il est extrêmement important de donner à votre cerveau "casse" où il peut profiter des avantages de faibles niveaux d'insuline et l'augmentation de HGH.

Je sais ce que vous pensez-HGH semble plutôt bon, mais est-il vraiment utile de sauter des repas afin d'augmenter ? Pour mettre des doutes à ce sujet reste génial cerveau-enregistrement super hormone, prenons un examen rapide à la longue liste des récompenses incroyables HGH peut offrir à votre fonctionnement du cerveau et la santé !

- HGH stimule la croissance des dendrites périphériques dans votre cerveau, vous aidant à maintenir les liens vitaux entre les cellules de votre cerveau.

- Il stimule la croissance des cellules gliales qui sont en charge de nourrir vos neurones du cerveau.

- Il aide les cellules de votre cerveau non seulement à se réparer, mais aussi de reproduire !

- Il améliore la gaine de myéline qui recouvre l'ensemble de votre système nerveux central, en gardant votre esprit à l'abri d'une myriade de maladies dégénératives mortelles comme la sclérose en plaques.

- Des études montrent que lorsque les niveaux de HGH, augmenter le nombre de mourir les cellules du cerveau est fortement diminué.

- Nous voyons la preuve que l'augmentation substantielle de votre HGH niveaux permet non seulement d'éviter le développement de la maladie de Parkinson, d'Alzheimer, et d'autres conditions dégénératives en premier lieu, il peut réellement renverser certains de leurs symptômes plus troublant et peut aussi ralentir leur progression.

- HGH empêche la formation de matières dangereuses des enzymes appelées protéases par assommant les radicaux libres qui sont à l'origine.

- La recherche montre que l'hormone de dards sur la libération d'endorphines dans le cerveau, déclenchant un meilleur apprentissage et l'amélioration de l'humeur.

- En outre, il a été démontré à être au moins aussi efficace que le Prozac et autres antidépresseurs dans la lutte contre la dépression et favoriser une levée et l'humeur plus stable. C'est peut-être le secret de l'augmentation des cas de dépression chez les personnes âgées. Comme nous le savons, les montants de circulation de HGH comme nous l'âge baisse considérablement, mais le jeûne intermittent peut obtenir ces niveaux jusqu'à la normale, sans aucun effet néfaste ou prescription coûteuses des médicaments !

Si cette liste impressionnante n'est pas assez pour vous faire envisager de donner un essai de jeûne intermittent, pensez à ceci : baisse de l'inflammation, de sucre dans le sang stable, et la production de l'hormone de croissance ne sont pas les seuls moyens que le jeûne protège votre esprit et vous donne un avantage clair quand il s'agit de penser, d'apprentissage, et se souvenir.

Le jeûne et la BDNF

BDNF (Brain-Derived Neurotrophic Factor) est une protéine qui a un effet important sur l'ensemble de vos fonctions du cerveau et régule également le système nerveux périphérique. Cette substance est si efficace à stimuler le cerveau qu'il a en fait été appelé "miracle-pousser pour l'esprit" par le psychiatre de Harvard, John J. Ratey !

Il joue un rôle essentiel dans tout ce qu'il s'agisse d'aider à la croissance neuronale (neurogénèse), arrêter la mort des cellules cérébrales, et en appuyant la croissance des synapses entre autres fonctions. Parce que la BDNF est si essentielle pour optimiser le fonctionnement cognitif, lorsque les niveaux de il trempette, toutes sortes de problèmes se posent, notamment la perte de mémoire prématurée, dépression, vieillissement rapide, les troubles psychiatriques comme la schizophrénie, et des troubles du développement neural. BDNF faible est l'une des principales caractéristiques de la maladie de Huntington, et est également liée au développement de l'obésité, qui à son tour, peut provoquer un hippocampe ratatinée.

Œuvres de BDNF attachés aux récepteurs dans les synapses du cerveau. Une fois dans les cellules de votre cerveau, il a aussi des causes vous pour créer encore plus de BDNF et augmente la production de sérotonine. Cette neurotrophine peut être juste une parmi d'autres qui influent sur le cerveau, mais c'est aussi sans doute le plus important dans la prévention de la maladie, de préserver le cerveau, et l'aider à travailler au meilleur niveau possible.

Fondamentalement, un cerveau sans des quantités suffisantes de BDNF est un désordre dysfonctionnel, et vous assurer que vous avez suffisamment haut quantités de c'est vraiment une des plus bénéfiques se déplace que vous pouvez faire pour votre cerveau, à court et à long terme sur la santé.

Il y a plusieurs façons de vous protéger contre les nombreux dangers posés par un manque de cette neurotrophine, y compris les suppléments, des restrictions alimentaires, et de l'exercice, mais le meilleur moyen d'accroître la BDNF est en réalité aussi l'un des plus faciles à effectuer le jeûne intermittent. Tout en limitant vos calories seul peut vous aider à renforcer la FNPC dans votre cerveau, rien ne fonctionne pas aussi bien que l'utilisation prévue des épisodes de jeûne.

Chaque fois que vous, votre cerveau rapide augmente la signalisation BDNF et annule une bonne partie des dommages que vos cellules et synapses ont déjà connu. La neurotransmission commence à fonctionner correctement, la maladie est repoussée et tout votre esprit commence à penser travail et même se sentir mieux ! Cette méthode est super facile à enlever parce qu'il n'implique pas de fastidieux exercices "esprit" ou une supplémentation régulière, au lieu de simplement vous donner une nourriture manquer pendant une courte période et commencer à récolter les fruits très rapidement.

J'aimerais en souligner l'importance d'utiliser le jeûne pour booster votre BDNFC pour vous avec un peu de réalité : Saviez-vous que des milliers de personnes qui ont subi des événements traumatisants et gauche sont atteints de trouble de stress post-traumatique (SSPT) ont utilisé avec succès le jeûne-mediated BDNF pour guérir leurs esprits, les humeurs et vit, lorsque les médicaments, les thérapies, et d'autres méthodes traditionnelles n'ont pas travaillé pour eux ? Les médecins croient cela peut avoir beaucoup à faire avec le BDNF intensivement des propriétés anti-inflammatoires. En fait, la BDNF est anti-inflammatoires ainsi que l'augmentation des niveaux n'en a pas été montré pour inverser l'asthme, l'arthrite, l'inflammation et d'autres maladies par !

Le jeûne intermittent et dépression :

Le jeûne n'offre beaucoup plus que de prévenir les troubles physiques du cerveau.

Il a également fait des merveilles pour ceux qui souffrent de dépression. Une étude a montré qu'après seulement une courte période de jeûne, de 86 % de la dépression les patients ont connu une rémission complète de leur état. Pour l'anecdote, beaucoup de ceux qui ont d'abord essayer le jeûne intermittent sont séduits par la perte de poids, diminution de l'état de manque, et la clarté mentale qu'il offre, mais bientôt ils commencent aussi à remarquer un effet secondaire imprévu-un une humeur et un environnement pacifique, stable, motivé l'état d'esprit. Même ceux qui ont souffert d'anxiété profonde depuis de nombreuses années ont déclaré se sentir incroyables avantages seulement après leur premier rapide.

Maintenant que nous avons examiné la façon dont le jeûne intermittent guérit l'esprit, nous allons explorer l'un de ses plus célèbres attributes-vous rajeunir l'intérieur et dehors !

<u>Chapitre 9 : Le jeûne Intermittent : le secret de la Nature pour revenir en arrière et le vieillissement à l'envers !</u>

Et si je vous ai dit que le simple fait de ne pas manger pendant de courtes périodes de temps, suivi d'alimenter normalement, on puisse enseigner votre corps de ralentir son processus de vieillissement et en fait d'accélérer son processus de rajeunissement ? C'est vrai !

Pendant des siècles, les cultures anciennes du monde entier ont apprécié le jeûne comme le secret à la fois jeunes et durable une longue vie en santé, et maintenant la science a leur a donné raison. La recherche scientifique et des rapports anecdotiques montrent que non seulement le jeûne intermittent stimuler la combustion des graisses, éradiquer les maladies chroniques, et à fournir un meilleur fonctionnement du cerveau, c'est aussi la "fontaine de jouvence" que nombre d'entre nous ont rêvé de.

La recherche de l'USC a découvert que moins manger régulièrement, même pour de courts laps de temps, fait augmenter le nombre de cellules souches et progénitrices dans les organes. Cet effet rajeunissant était considéré particulièrement évidente dans le cerveau, où s'il s'agit de régénérer les neurones et conduit à renforcer puissamment les fonctions du cerveau. Des essais précédents sur des souris ont montré que le jeûne par intermittence promu la longévité internes et externes tout en réduisant les signes de vieillissement. En fait, dans une étude, les souris qui ont été faits à l'intermittence rapide avant de retourner à un régime d'alimentation normale ont été en mesure d'augmenter leur durée de vie par une choquante 50 % !

Super, mais nous sommes des humains, non ?

Eh bien, heureusement, des tests sur les humains ont constaté que lorsque nous jeûnons par intermittence, même pour un ou deux jours par semaine, tout un tas de passionnant, et prolonger la vie de la jeunesse la promotion d'effets secondaires ! L'une des premières choses que les chercheurs ont constaté que si les niveaux de graisse du ventre réduit des fasters. C'est important parce que souvent la graisse viscérale dangereuse serpente autour d'organes vitaux dans la région abdominale, écrasant ces organes délicats et provoquant des contusions, cicatrices, et, éventuellement, des maladies mortelles. Lorsque cette graisse viscérale est effacée par le jeûne intermittent, il ajoute des années à la vie.

Et les résultats ne s'arrêtent pas là. Le jeûne intermittent a également été trouvé pour diminuer l'incidence de presque tous les types de cancer, d'améliorer le fonctionnement du système immunitaire, et pour réduire l'inflammation, tout en les obligeant à se nettoyer et se renouveler grâce à l'action bénéfique de l'autophagie cellulaire. En plus de cela, les signes de vieillissement tels que la perte de la densité minérale osseuse, l'atonie de métabolisme, et une diminution de la capacité à mémoriser et à apprendre ont tous été rayé de la carte ! Le jeûne intermittent a également abaissé les niveaux de l'hormone IGF-I dans les participants à l'essai. Alors que l'IGF-I est essentiel pour la croissance au cours du début du développement humain, à l'âge adulte, elle conduit à un taux plus élevé de vieillissement rapide et a même été liés au développement du cancer.

Dans le même temps, le jeûne a également soulevé par intermittence niveaux de l'hormone anti-vieillissement l'IGFBP-- tout en réduisant les biomarqueurs comme la protéine C-réactive, tronc, gras et le glucose, qui sont tous liés à l'apparition des maladies cardiovasculaires et du diabète.

Alors que de nombreux autres programmes de perte de poids et la santé peuvent augmenter le processus de vieillissement par la destruction rapide de la masse osseuse et l'élimination de la masse musculaire en bonne santé ainsi que toute perte de poids, le jeûne intermittent a été montré pour protéger la densité osseuse alors que même l'augmentation de la masse musculaire maigre, ce qui conduit à une plus forte et plus globale, équilibrée, plus jeunes et plus en forme en apparence fasters intermittent.

Essentiellement, lorsque chacun est allé plus vite sans nourriture, leurs corps ont commencé à mettre en œuvre un certain nombre de fonctions de réparation génétique, activé par la libération de l'hormone de croissance (HGH). Comme nous le savons, l'HGH est l'opposé de l'insuline, et tandis que le jeûne intermittent diminue l'insuline hormone hautement vieillissement, cela augmente les niveaux de l'hormone anti-âge, ce qui conduit à l'amélioration de la peau, réduire les niveaux d'inflammation, accélérer la cicatrisation des coupures, et même réduit les rides.

Au total, il semble que tous les participants à l'essai dans ces tests n'ont pas le jeûne intermittent pas seulement le vieillissement actif, ils semblaient être le vieillissement en arrière-régénérant et l'amélioration de toutes les cellules de leur corps', systèmes et fonctions !

Pour l'anecdote, J'ai personnellement vu des cas où de nombreuses personnes commencent le jeûne par intermittence pour d'autres problèmes de santé, mais trouver que leur apparence physique améliore autant que la famille et les amis même de penser qu'ils ont eu travail cosmétique faite sur leur peau. Ils sont toujours surpris par cet effet de bord, mais si je leur dis qu'avec cette méthode de guérison rajeunissement cellulaire, se produit dans chaque cellule de chaque organe de leur corps, y compris le plus grand de tous les organes, leur peau ! Si le jeûne intermittent vous renouvelle de l'intérieur, elle n'a de sens que les résultats s'afficher à l'extérieur.

Un cas en particulier concernait un homme de 50 ans qui avait commencé le jeûne par intermittence pour contrôler son diabète de type 2 en spirale. Avant le jeûne, il a eu plusieurs signes sur son visage de la maladie qui faisait rage dans son corps. Il s'agit notamment de lignes profondes sur son front et autour de sa bouche, marbrées, en colère à la peau rouge qui a été sujette à l'irritation, et en particulier, d'énormes cernes et les grandes poches sous les yeux. Il avait rejeté ces signes normaux comme simplement le processus de vieillissement et n'avait pas cru qu'il y avait tout ce qui peut être fait à leur sujet. Cependant, il était facile de reconnaître que ces symptômes de vieillissement rapide étaient dues à sa maladie interne incontrôlée. Après tout, une grande partie du vieillissement est en fait l'usure des organes et les cellules qui les composent à travers le temps et l'inflammation chronique.

Le jeûne intermittent a travaillé d'abord d'éteindre le feu de l' inflammation à l'intérieur de lui, puis d'abaisser sa résistance à l'insuline, inversant son diabète, et il a commencé à voir sa peau améliorer radicalement. Après rapide continue d'un ou deux jours par semaine pendant plusieurs mois, il est devenu le bénéficiaire d'augmenter constamment les niveaux de HGH que ses rides lissées, admis pour la production de collagène, jeune et calmait la rougeur et irritation. Cependant, les cercles noirs tenaces et poches sous les yeux sont restés plus longtemps, comme je savais qu'ils feraient. C'est parce qu'ils étaient des signes de l'endommagé ses reins avaient subi au cours de sa longue maladie avec le diabète et il faudrait plus de temps pour guérir et rééquilibrer ces organes. Après près d'une année au cours de laquelle il avait jeûné par intermittence pendant un ou deux jours chaque semaine, il a été examiné par son médecin et a constaté que sa du rein l'azote uréique du sang (BUN), qui avait été beaucoup trop élevé en raison de son diabète, étaient en train de se normaliser. Lentement, les cercles et les sacs autour de ses yeux ont commencé à s'estomper, et lorsqu'ils avaient complètement disparu, il avait ses reins tester de nouveau. Les résultats ont montré que son BUN étaient enfin à nouveau en bonne santé et que ses reins fonctionnent correctement. Le jeûne intermittent avait aidé à guérir ses organes, mais ce faisant, il a également contribué à effacer et d'inverser le vieillissement rapide qu'il avait vécues en raison de sa maladie ! Parce que tout le système de votre corps est intrinsèquement liés, le jeûne fonctionne par intermittence dans un domaine tout en produisant des avantages étonnants dans un autre.

L'une des façons les plus critiques que le jeûne intermittent prolonge la vie et protège la qualité de cette vie est de tuer les cellules de cancer. Malheureusement, le cancer est devenu le fléau de notre temps, et est maintenant l'une des principales causes de maladie et de décès dans le monde, particulièrement dans les segments de population. Pendant des années, les médecins et les chercheurs ont cherché haut et bas pour l'insaisissable "remède contre le cancer", mais la recherche montre maintenant qu'il a peut-être été juste sous notre nez tout ce temps. Si sa capacité d'assiéger et détruire complètement les cellules cancéreuses en fait l'une des plus efficaces de traitement du cancer que nous ayons jamais vu.

Le jeûne intermittent travaille sur des cellules de cancer par littéralement de faim à la mort. Mais contrairement à la chimiothérapie, qui cible également et tue les cellules cancéreuses, si ne nuit pas à l'un de l'entourant les cellules saines. Alors pourquoi les cellules de cancer sont particulièrement vulnérables au jeûne ? Nos cellules saines ont la capacité de passer en "mode de survie" lorsqu'un facteur de stress comme le jeûne a lieu, et ce mode leur permet non seulement de rendre grâce à toute les périodes de jeûne mais bien de devenir plus sain et plus efficace au cours de celui-ci.

Les cellules cancéreuses ne sont pas en bonne santé les cellules normales afin qu'ils n'ont pas cette capacité. Parce qu'ils ne peuvent pas passer en mode de survie quand le jeûne se produit, ils continuent à fonctionner dans leur même inefficace et ils ont rapidement à court de le glucose dont elles ont besoin pour le carburant. De cette façon, il s'agit essentiellement de faim par le jeûne intermittent !

Et comme si ce n'était pas assez bon, même par intermittence jeûne protège et renforce les cellules normales de sorte que, si le patient ne se retrouvent sous chimiothérapie, qu'affaiblir les cellules cancéreuses seront détruits et toutes les cellules saines va survivre intact ! Et il y a d'abondance de preuves indiquant si les plus prometteuses comme traitement du cancer naturel encore. Prenons un oeil à certains de ces résultats étonnants :

L'une des premières études sur SI comme choix de traitement du cancer s'est produite dans les années 1980. Il a fallu 48 souris et les séparer en deux groupes de 24 souris. Un groupe de souris mangent librement et normalement pendant une semaine alors que le deuxième groupe jeûné par intermittence sur deux jours. Les chercheurs ont ensuite injecté les deux groupes de cancer du sein. Neuf jours après ces injections, seulement 5 des souris qui mangeaient librement étaient encore en vie. Lorsqu'il s'agit de la souris qui avaient jeûné par intermittence mais c'est une histoire totalement différente-16 sur 24 d'entre eux sont restés en vie.

C'était le premier signal que si avait le pouvoir de détruire les cellules cancéreuses et garder les gens en vie. Dans une seconde étude, les souris avec des tumeurs cancéreuses étaient nourris normalement ou faite à rapide par intermittence avant de recevoir un traitement de chimiothérapie. Alors que 50 % des souris qui n'a pas la toxicité de la chimiothérapie est mort rapidement, chaque clic de souris qui avaient été faites à rapide par intermittence ont survécu ! D'autres tests montrent que, même peu souvent par intermittence jeûne ralentit et inverse la croissance des tumeurs.

Le jeûne intermittent a été prouvé d'être un puissant traitement ciblé contre certaines des plus grandes causes du monde moderne, y compris le cancer du sein, cancer de la prostate, et même le cancer du pancréas !

Des anciennes croyances sur le jeûne a le pouvoir de rajeunir le corps, l'esprit, et l'apparence, et prolonger la vie, à la recherche moderne-jour montrant que le jeûne intermittent cools l'inflammation, élimine la graisse viscérale, bannit les maladies mortelles, et même les cellules provoque à se renouveler, la preuve ne peut pas être ignoré. Le jeûne intermittent est le secret très efficace d'atteindre une longue, saine et jeune vie !

Bien que le jeûne intermittent est incroyablement puissant sur son propre, en le combinant avec la routine d'exercice approprié peut amplifier chacune de ses prestations. Si vous êtes à la recherche d'intenses effets que vous ne pouvez pas obtenir avec n'importe quelle autre méthode, lisez la suite pour le secret d'une perte de poids rapide et anti-âge, anti-inflammatoires et pro-santé, et la longévité des résultats !

Le "manger avant de faire de l'exercice" Mythe

Nous avons souvent dit qu'il est important de manger avant de faire de l'exercice, à fournir de l'énergie stable pendant la période d'entraînement et pour aider à garder des étourdissements et de l'épuisement à la baie. On dit même que l'exercice de vide est l'un des plus nuisibles des mesures que vous pouvez prendre contre votre corps. La vérité, c'est le contraire. Le fait est que manger peu de temps avant l'élaboration peut réellement vous nuire en provoquant une forte hausse de votre taux de sucre dans le sang, qui sera suivie par une chute sévère. D'autre part, il n'y a vraiment pas de limite à l'amazing avantages vous pouvez gagner à travailler pendant qu'au milieu d'un rapide.

Maximiser votre Fat Burning Workout

Si vous êtes comme la plupart des gens, vous voulez tirer le maximum du temps et l'effort que vous mettez dans l'exercice, et si c'est le cas, alors l'élaboration tandis que dans un état de jeûne est certainement le meilleur moyen d'atteindre la plus haute récompense possible. Chaque fois que vous appuyez sur le sport ou piste pendant que par intermittence le jeûne, votre corps est littéralement forcé à perdre de la masse grasse. C'est parce que la capacité de votre corps à perdre du poids est sous le contrôle de votre système nerveux sympathique (SNS). Ce système est, à son tour, allumé lorsque vous exercer sur un estomac vide.

En outre, le super-combinaison de jeûne et de travail effectivement intensifie les effets cellulaires de catalyseurs et de facteurs qui active votre corps de commencer à briser les magasins de glycogène et de lipides afin d'acquérir de l'énergie. Des recherches ont révélé que lorsque vous rapide avant d'effectuer l'exercice aérobie, vous avez en fait perdre plus de poids, et plus précisément, plus de corps gras que vous le feriez si vous exercé dans un état de jeûne.

Ressourcez-vous encore plus vite, par l'exercice alors que le jeûne

Nous savons déjà que le jeûne intermittent est une véritable fontaine de jouvence, mais si vous pensiez que ses avantages merveilleux ne peut pas être améliorée, vous avez eu tort. Si vous vous entraînez tout en jeûnant, il produit un état connu comme le stress oxydatif, aiguë et ce genre de stress positif conduit à un développement accru de la masse musculaire. Le jeûne et la réalisation de cet exercice en stimulant vos mitochondries pour produire des substances bénéfiques tels que la superoxyde dismutase et de glutathion. Cela provoque également vos muscles pour être en mesure de résister à l'épuisement et d'utiliser l'énergie plus efficacement et efficacement. Ainsi, en fait, lorsque vous vous entraînez tout en jeûnant, loin de nuire à votre masse musculaire, vous revitaliser vos muscles et les amener à devenir des "jeunes" dans la forme et la fonction.

Renouveler votre cerveau avec le jeûne intermittent et l'exercice

Lorsqu'ils sont pris ensemble, l'exercice et le jeûne intermittent constituent la plus puissante forme de thérapie pour votre esprit. Chaque fois que vous exercer sans manger, vous tournez sur facteurs de régulation musculaire) et le facteur neurotrophique dérivé du cerveau (BDNF). Ces facteurs de croissance et des gènes, dites à votre cerveau des cellules souches à se transformer en nouveaux neurones. De cette façon, chaque séance vous engager pendant votre période de jeûne intermittent est en fait "Turning Back time" sur votre cerveau, de renouveler et de le rendre plus jeune.

<u>High Intensity Interval Training : Donnez à votre routine rapide Intermittent un vrai "CIIH" du pouvoir</u>

Si vous êtes visant à se débarrasser d'une grande quantité de poids en un court laps de temps et vous voulez réaliser une excellente graisse muscle-à-ratio, le couplage avec le jeûne intermittent high intensity interval training (également connu sous le nom de CIIH) est certainement le meilleur choix !

Certaines des nombreuses récompenses que vous pouvez s'attendre à engranger comprennent :

- Super-efficaces les mécanismes de combustion des graisses

- Perte de poids rapide et durable

- Un ratio plus élevé de muscle à graisse

- L'amélioration de la forme du corps

- Des niveaux élevés de l'hormone de croissance (HGH)

- L'amélioration des capacités cognitives et d'un jeune cerveau

- L'amélioration ou la dépression inversée

En outre :

- Ciih exerce réellement vous aider à brûler jusqu'à 15 % plus de calories que vous le feriez si vous étiez en train de faire des exercices normaux ! Qui ne voudrait pas cela ?

- Avec CIIH, vous continuez à brûler une grande quantité de calories même après votre entraînement est terminé.

- Entraînements CIIH effectivement fournir de meilleurs résultats de prévenir et d'inverser les conditions cardiovasculaires que la normale d'entraînement. La recherche montre que CIIH peuvent aider à garder les cœurs en forme de manière plus efficace et plus longtemps que d'autres types d'exercices.

- Ciih a été trouvé pour vous offrir un niveau plus élevé de l'énergie et d'optimiser la combustion des graisses.

Si cela sonne comme quelque chose que vous voulez certainement essayer, vous avez besoin d'aucun équipement de fantaisie ou une formation spéciale. En fait, CIIH est un concept assez simple à prendre. Tout ce que vous avez à faire est d'abord l'échauffement, puis faire suivre d'une intense explosion de l'activité cardio qui dure 30 secondes. Vous devez ensuite faire suivre d'une période de récupération de 90 secondes. La chose la plus importante à retenir est de bien respirer pendant l'entraînement et aussi lui donner le maximum d'efforts lorsqu'il s'agit de la deuxième 30 salves de cardio. Cela peut se faire jusqu'à 20 minutes par jour avec tout type d'activité cardio, y compris l'exécution ou sur un vélo stationnaire.

Je vous recommande d'essayer de combiner CIIH avec toutes les méthodes de jeûne intermittent, si vous êtes en bonne santé et en forme pour le faire. Il va très bien avec tout type de si, à partir de 5:2 pour le guerrier, rapide et les versions modifiées de ces jeûnes. Cependant, avec l'arrêt de manger manger le jeûne, il est recommandé de s'engager dans la formation de poids plutôt que CIIH ou tout autre type de cardio.

Le Guerrier et l'exercice rapide

L'exercice joue un rôle dans la méthode rapide guerrier de sorte qu'il était important d'inclure une note brève sur elle. Quand le jeûne sur cette méthode, il est conseillé de travailler au cours de la sous-alimentation ou le jeûne étape de votre journée. Tout l'exercice sur le guerrier devrait rapidement être bref et très intense, totalisant au plus environ une demi-heure. Exercices que faire de l'ensemble de votre corps, tels que les squats, sprints, sauts, coups de pied, et chin-ups sont favorisés par rapport à n'importe quel type d'exercice ciblés se déplace.

Ft : Faire de l'exercice jusqu'à ce que vous ne pouvez pas travailler plus rapidement sur le guerrier

Avec le guerrier rapide, l'idée de FT, ou de la fatigue, de formation contrôlé est cruciale. Avec cette méthode, vous êtes encouragés à établir quand la fatigue a déjà commencé à définir dans votre corps, ce qui permet de susciter la réaction de survie à travers votre système nerveux sympathique. Cette copie la façon dont efficacement les anciens guerriers aurait tenu le mouvement physique pendant la bataille, même si totalement épuisé et prêt à déposer. Poussez vos limites à la limite quelques fois par semaine offre une meilleure réponse au stress positif qui attire vraiment tous les derniers bénéfices du guerrier rapide.

L'Exception à la règle : pourquoi il est important de manger juste après un exercice de routine de levage lourd

Il est vital que vous mangez dans la demi-heure de faire des exercices de levage lourd, parce que cela contribue à la construction des muscles et apporte également un soutien aux muscles fatigués, leur permettant de récupérer de votre séance d'entraînement. Il est important de s'assurer que votre post-repas levage lourd comprend une source d'assimilation rapide, protéine de lactosérum comme avec de l'eau, le yogourt, ou le kéfir.

Lorsque vous commencez à travailler dans un état de jeûne de plus en plus, vous remarquerez que votre capacité à supporter il augmente de façon exponentielle et que vous pouvez réellement sentir l'augmentation de la combustion des graisses en cours !

<u>*Conclusion : La vente à emporter*</u>

Tout d'abord, permettez-moi de vous remercier d'avoir pris connaissance de ce voyage avec moi et d'atteindre la fin de ce livre ! Félicitations à l'occasion de dire non à la mauvaise santé, non pour les gain de poids, la dépression, la démence, et le vieillissement prématuré, et un non catégorique à l'idée que nous ne pouvons pas guérir nos corps et l'esprit naturellement !

Lorsque je suis assis pour écrire ce guide pour comprendre et utiliser les secrets de jeûne intermittent, c'est avec des personnes comme vous-même à l'esprit de ceux qui ne sont pas satisfaits du statu quo, à faire ce qu' elles ont toujours été dit à, et qui ne sont pas prêts à renoncer à leur désir d'une intense vitalité, santé, fitness, la clarté mentale et de la longévité, juste parce que la médecine conventionnelle et la nutrition dites-leur que c'est impossible. Si vous avez déjà commencé le jeûne par intermittence, vous avez sans doute commencé à voir et sentir les effets étonnants que je parle dans ce livre. Comme vous continuez sur votre chemin vers la réalisation de l'énergie et de bien-être, n'oubliez pas que vous êtes sur une ancienne, essayé, et véritable voie de mieux-être.

Je vous exhorte à utiliser ce guide comme point de référence. Quand les gens vous poser des questions sur l'utilisation du jeûne intermittent, vous serez en mesure non seulement d'indiquer le changement visible dans votre corps, l'apparence et les niveaux d'énergie, mais vous avez toutes les preuves scientifiques sur la main pour montrer que cette ancienne façon de manger, de vivre, et la guérison fonctionne aussi bien aujourd'hui qu'il n'il y a des siècles !

En terminant, je vous souhaite le meilleur sur votre route à la réparation, à rajeunir, et la protection de chaque cellule dans votre corps et votre esprit, et vous rappelle de vérifier la fiche de l'index à la fin de ce livre pour une sélection de délicieux repas nourrissant véritablement, options à utiliser avec les différents types de jeûne intermittent nous avons exploré dans ce guide !

Bonne chance et la grande santé !

****

****

Choix de repas pour 5:2 Fast

L'allocation totale de calories pour les jours de jeûne : environ 500-600

Repas rapide (combiner les options 2 options que vous souhaitez, aussi longtemps que leur total pas plus de 500-600 calories.)

1. En milieu de journée, snack-option : 1 pomme, coupée en tranches, avec 1 cuillère à soupe de beurre

d'amande et une pincée de cannelle.
(142 calories)

2. En milieu de journée, snack-option :
    Poignée de prunes dans un yaourt à
    la Grecque. (140 calories)

3. En milieu de journée, snack-option :
    une demi-tasse de framboises et
    100 g de yogourt grec nature. (92
    calories)

4. Option repas du soir : soupe miso.
(30 calories)

5. La mi-journée ou en soirée : option
2 oeufs à la coque sur un lit de
feuilles d'épinards et de 25 g de feta
saupoudré sur et de citron au goût.
(252 calories)

6. La mi-journée et repas du soir en option : 100 grammes de jambon de dinde ou de plus de 4 branches d'Asparagus et 1 cuillère à soupe de vinaigre balsamique. (158 calories)

7. La mi-journée et repas du soir en option : 200 grammes de saumon fumé et 1 tasse d'épinard, cuit et assaisonné avec du sel et un filet de citron. (275 calories)

8. La mi-journée ou en soirée : option 3 oeufs brouillés avec 1 cuillère à soupe d'huile d'olive. (320 calories)

9. En milieu de journée, snack-option : 1 tasse de plaine, le kéfir traditionnel. (135 calories)

10. En milieu de journée, snack-option : jus vert frais : 4 branches de céleri, 1 pomme, 1 concombre, 6 morceaux de kales et un filet de citron vert. (205 calories)

11. La mi-journée et repas du soir en option : 200 grammes dinde hachée sautée avec la moitié d'un oignon rouge, l'ail et poivre noir. (289 calories)

12. La mi-journée et repas du soir en option : Faire revenir ensemble 40 g de betteraves, 6 morceaux d'asperges, et 130 grammes de poitrine de dinde en steak, assaisonné de sel et poivre noir. (220 calories)

13. Mettre au four et cuire ensemble 1 courgette, 1 tasse de champignons, ½ de poivron moyen,

et 1 oignon rouge. Ajouter 1 cuillère à soupe de vinaigre balsamique et 1 cuillère à soupe beurre nourris à l'herbe et assaisonner de sel et poivre noir. (301 calories)

14. La mi-journée et repas du soir en option : 1 blanc de poulet grillés dans 2 cuillère à café de miel, sel et poivre noir, le gingembre râpé, et de citron. (202 calories)

15. En milieu de journée, snack-option : ½ tasse de bleuets. (41 calories)

****

____

****

____

16. Recette du café à jeun (comme promis, faites vous plaisir ! !)

Pour préparer une délicieuse tasse de si la combustion des graisses, le métabolisme stimuler, améliorer la concentration, de l'énergie donnant de café.....

- 1 tasse de café de haute qualité

- 1 cuillère à soupe de beurre nourris à l'herbe

- 1 cuillère à soupe d'huile de coco pure

- Une pincée de sel

- Une pincée de cannelle, au goût

Instructions : Mélangez tous les ingrédients ensemble à grande vitesse jusqu'à ce que le mélange soit mousseux. Boire immédiatement et faites vous plaisir !

Recettes :

Ces bas carb les repas peuvent être utilisés pour le guerrier rapide, les 24 heures, et le rapide 16/8 rapide. Ne vous inquiétez pas de portions de calories, de même que ces méthodes de jeûne ne vous obligent pas à le faire.

<u>Remarque :</u> Si vous utilisez la méthode rapide de guerrier, chaque repas peut être adaptée en choisissant des coupes de viande les plus maigres de commutation ou de poitrine de poulet à l'endroit voulu. Certaines recettes peuvent contenir des combinaisons non recommandé sur le

guerrier, rapide et ont été marqués "non pour Warrior rapide" dans de tels cas.

17.   Warrior vert rapide salade :

(Peut être mangé avec toutes les méthodes de jeûne)

- 6 bouquets de chou vert
- 1 poignée de bébés épinards
- 1 poignée de basilic haché
- 1 oignon jaune, coupé en dés
- 2 poignées de tomates cerises

- ¼ tasse de champignons frais

Vinaigrette à l'huile d'olive

- ½ d'un citron

- 9 cuillères à soupe d'huile d'olive pure

- 4 cuillères à soupe de vinaigre balsamique pur

- Sel et poivre au goût

Instructions : ajouter tous les ingrédients d'un grand saladier. Dans un autre récipient, mélanger l'huile d'olive, vinaigre balsamique, sel et poivre, et de citron ensemble. Verser la vinaigrette

18. Oeufs cuits de la Méditerranée

- 6 oeufs

- Poignée de basilic haché

- 1 cuillère à café d'origan séché

- 4 cuillères à soupe de beurre nourris à l'herbe

- 1 oignon jaune moyen, haché grossièrement

- 2 poignées d'olives

- ½ poivron rouge, haché

- 125 grammes de fromage feta émietté

- Sel et poivre au goût

Instructions : Fouetter les œufs avec l'origan, le sel et le poivre dans un bol. Dans une casserole, faire revenir les oignons dans le beurre jusqu'à Golden, puis le jeter dans le poivron, le basilic et les oignons.

Verser le mélange d'oeufs dans la casserole et laisser cuire jusqu'à ce que légèrement l'écoulement. Émietter le fromage féta sur les oeufs et les placer dans la poêle pour faire cuire jusqu'à la société pendant environ 5 minutes.

19. Poitrine de poulet grésillant, champignons et poivrons et légumes sautés

- 3 grosses poitrines de poulet, légumes grillés et coupés en lanières
- 2 petits oignons rouges, hachés finement
- 9 cuillères à soupe d'huile d'olive

- ½ tasse d'épinards cuits

- ½ tasse de champignons shiitake frais

- 1 gros poivron vert coupé en longues bandes

- 1 c. à thé d'ail émincé finement

- 1 c. à thé de gingembre émincé finement

- ½ cuillère à café de zeste de citron

- ½ cuillère à café de cumin

- Sel et poivre au goût

- De citron

Instructions : Dans un wok, faire revenir les oignons, les poivrons et les champignons dans l'huile d'olive. Ajouter les lanières de poulet, le cumin, l'ail, le gingembre, le zeste de citron, le sel et le poivre dans la casserole et cuire à feu vif. Retirer du feu et servir à côté d'épinards, ajouter un trait de citron.

20. Tasses d'avocat chargé

- 2 gros avocats

- 1 gros citron

- 400 grammes de viande de bœuf hachée

- Poignée de persil haché

- 2 cuillères à soupe d'huile d'olive

- ½ petit oignon jaune, coupé en dés

- ½ c. à thé d'ail émincé

- 2 tomates hachées finement

- 1 gros poivron, hachée

- Sel et poivre au goût

<u>Instructions :</u> Peler les avocats et les couper en deux. Presser le jus de citron, saupoudrez de sel, et mettre de côté.

Dans une casserole, faire revenir la viande hachée avec l'oignon dans l'huile d'olive. Ajouter l'ail haché et le poivre, le persil et assaisonner au goût. Retirer du feu et ajouter les tomates en dés avant de cuillerées de moitié le mélange dans les tasses d'avocat et servir.

21.   Saumon glacé au gingembre

- 1 filet de saumon

- 1 petit oignon jaune, haché

- 2 cuillères à soupe de miel

- 4 cuillères à soupe beurre nourris à l'herbe

- 1 c. à thé d'ail émincé

- 1 c. à thé de gingembre émincé

- 1 cuillère à café de l'aneth

- Jus de 2 petits Citrons verts

- Sel et poivre au goût

Instructions : Masser le filet de saumon et la moitié du beurre, assaisonner avec sel, poivre et l'aneth. Placez-le sur un lit d'oignons hachés et faire cuire au four jusqu'à ce que tendres et rose au centre.

Dans une casserole mélanger le miel, le jus de 2 limes, le gingembre émincé et l'ail émincé avec le beurre pour faire une glaçure.

Verser ce glaçage sur le saumon et placez dans le four éteint pendant 3 à 5 minutes. Retirer et servir avec une simple salade verte.

22. Dijon au miel et vinaigre balsamique Salade de truite fumée

- 400 grammes de truite fumée
- Rapide guerrier salade verte (recette ci-dessus)

- 1 citron, coupé en quartiers

Vinaigrette :

- 4 cuillères à soupe de moutarde de Dijon pure
- 2 cuillères à soupe d'huile d'olive
- 2 cuillères à soupe de vinaigre balsamique
- 2 cuillères à soupe de miel
- Jus d'orange ½ petit
- ½ c. à thé d'ail émincé
- ½ petit rouge échalote hachée finement
- Pincée de sel

- Pincée de curcuma

- Pincée de poivre noir

Instructions : Organiser la truite fumée sur un lit de salade verte. Dans un autre récipient, mélanger la moutarde de Dijon, l'huile d'olive, le vinaigre balsamique, le miel, le jus d'orange, l'ail, l'échalote rouge, et tous les condiments, jusqu'à ce que la sauce soit épaisse, mais encore peu visqueux. Pour cela au cours de la truite fumée et salade et servir avec les quartiers de citron.

23. Sweet et satisfaisant des yaourts, des fruits et de l'écrou Parfait

Remarque : pour ne pas rapide guerrier

- 1 pomme verte, tranchés

- Poignée de bleuets,

- Poignée de framboises

- Poignée de mûres

- Poignée d'amandes

- 300 grammes de yogourt nourris à l'herbe pure

- 2 pincées de vanille pure

- 2 pincées de cannelle moulue

<u>Instructions :</u> Dans un grand verre, la couche alternativement de Fruits et yaourts. Saupoudrer la cannelle et la vanille sur le dessus et servir avec une longue cuillère.

<u>Triple Berry Smoothie Yaourt rapide</u>

Remarque : pour ne pas rapide guerrier

- Poignée de framboises,

- Poignée de bleuets

- Poignée de fraises

- 1 tasse de yogourt brutes nourris à l'herbe

- 1 pincée de vanille pure

- 1 pincée de sel

<u>Instructions :</u> Mélanger tous les ingrédients dans un mélangeur ou un robot culinaire et mélanger jusqu'à l'épais et mousseux. Servir froid ou à la température ambiante.

<u>Steak au poivre sauté avec des légumes verts</u>

- 1 livre de boeuf, coupé en fines lanières

- 5 cuillères à soupe d'huile d'olive

- ½ tasse de brocoli

- ½ tasse de chou-fleur

- 3 oignons de printemps hachés en diagonale

- 1 poivron vert coupé en fines lanières

- 2 carottes coupées en fines lanières

- ½ c. à thé de gingembre râpé 1

- 1 c. à thé d'ail émincé

- ½ c. à thé de poudre de chili

- 1 cuillère à café de graines de sésame grillées

- Sel et poivre selon saison

Instructions : Dans un grand wok, chauffer l'huile d'olive. Ajouter le bœuf et remuer jusqu'à ce que dorées, avant d'ajouter dans l'oignons de printemps, brocoli, chou-fleur, les poivrons, les carottes, le gingembre et l'ail et faire revenir.

Ajouter les graines de sésame et le piment en poudre et de la moissonneuse-batteuse avant de couper le feu. Servir chaud.

Bon appétit !

****

****

<u>Fin</u>

D'autres grands livres par auteur sur kindle

The Anti-Inflammatory Diet: Rescue 911- The Best Foods and Strategies to put out the Flame in Your Body (Autoimmune diseases)

www.ingramcontent.com/pod-product-compliance
Lightning Source LLC
Chambersburg PA
CBHW061742250726
48657CB00001B/3